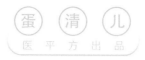

# 家庭抗癌

## 行动指导手册

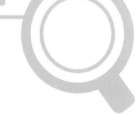

主编：医平方 张 素

编委会：王 威 常 红 刘 洋 尤渺宁 傅晓瑾 田家利

U0384079

湖南科学技术出版社

——生 活 本 该 精 彩 ， 谁 都 不 能 例 外

**蛋清儿体验营，入营之前**

这里是蛋清儿生活体验营，你并不孤独，这里每一位朋友的经历都或多或少相似。也许你正在等待下周的手术、也许你正在进行第 15 次的放射治疗（简称放疗）、也许你正在化学药物治疗（简称化疗）期间忍受着恶心和呕吐、也许你正在为家人的操劳心疼垂泪。希望这里的每一位病友都能得到一切大家需要的帮助，在这里我们要做的就是照亮希望，用正确的态度和方法面对明天。

第一句话很重要，非常重要：我们的生活改变了，因为一场足以改变生活的疾病。是的，这些改变确定地发生了。

尽管很难做到，我们能否暂时放下恐惧、放下怨恨和无助，暂时不理会经历过的失望和挣扎。

在身心宁静的时空里向我们的内心深处发问：这些改变是否就是今后生活的全部？是否对于生命乐趣的追求只能从此结束？

如果你的答案都是"不"，那非常好。你完全能够抓住接下来的第二句话。第二句话很重要，比非常重要更重要：生命是可贵的，尽管其实没有人可以掌握生命的长度，但我们会全力去争取，争取它能赋予我们一切的美好。

我们都必须接受一个事实，虽然面对它的时候我们难免会抗拒。那就是我们终将离去，这一点就像我们来

时那样的肯定。如果事实不可更改，那么让我们暂时放下希冀亦或伤感。再次回到身心宁静的时空，再次面向我们的心底，再次发问：生命何以如此美好？

你想到了什么？蛋清儿的答案是"生命的美好在于生活的精彩"。生命的尺度终究会有一个确定的始终，但生活的精彩却很难找到极限和终点。请相信，就算是身患癌症，就算是正在承受身体和精神上的压力，你仍然有追逐这种精彩的自由。明天的生活完全可以比此时此刻精彩一点点，这是真的。需要的就是一点点的自信和一点点的态度。

准备好了吗？第三句话很重要,比更重要还要重要。让我们从身心宁静的时空里感受力量，从我们心底深处大声喊出："生活本该精彩，我也不会例外!"

我们已经准备好了，我们可以平静地接受已经发生的改变，我们会积极地寻求治疗和延长生命的机会，我们更会让每一天的时光都多活出一份光彩！因为你就是让这一切发生的理由。对，就是你！

这里是蛋清生活体验营，欢迎加入。

蛋清儿体验营里的老朋友在这里等你，尽管他们的个人信息完全是虚构的，但请认真地感受他们的"存在"。和他们一起完成你的体验之旅。

# 前　言

为了适应新时代医疗体系的高速发展，进一步让肿瘤患者在院外能够迅速了解护理管理的全要素环节，医平方健康集团特聘请国内护理界知名专家，从方案制定、图文编辑、内容审核等多环节进行把关，提出了针对性建议 90 条，组织出版了这本"上接天线、下接地气"的肿瘤患者院外疾病管理护理行动方案的画册。

医平方健康集团成立于 2017 年 9 月，是一家专业致力于患者疾病管理、全科医生继续教育、医药健康资讯及市场沟通服务的医疗互联网公司。该集团一直致力于深耕患者疾病管理领域，一方面策划制作大量患者疾病教育短视频，提升患者对自身疾病的认识；另一方面整合资源，力争研发可以切实给予患者院外服务的产品。

本书是一套为肿瘤患者提供院外疾病的护理行动方案指南，以漫画和纸质书籍等更形象、更易懂、更具亲和力的形式为内容载体，为患者提供系统性、完整性、可操作性的行动方案。将方案时时装入患者或者家属的"口袋"，形成方案化的工具、工具化的方案，让更多的患者可以从中找到自我管理的方法，进一步提高患者的生活质量，这是我们撰写本书的初衷。

希望本书能够对相关疾病患者进行全程管理提供更加便捷的指导。

中华护理学会内科专业委员会主任委员
北京大学人民医院内科科护士长
张素

· 家庭抗癌行动指导手册 ·

# 目录
## CONTENT

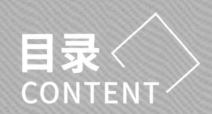

学员谱

# 出院以后不犯难

## 一、放化疗期间的那些事

## 二、药物不良反应早了解，多关注

## 三、预防院外感染

## 四、为长期卧床的病友想得周到一点

## 五、让各种"管"和"袋"乖乖地听话

## 六、皮肤问题的护理诀窍

# 七、翻身和转运

# 轻松解锁 舒适生活

## 八、首先管理好我们的日常

## 九、应急秘籍，有备无患

## 十、锻炼好，心情好

## 十一、营养好，状态好

## 十二、休息好，精力好

## 十三、你笑起来真好看

生命的美好在于生活的精彩

是的，这些改变确定地发生了

生活本该精彩，我也不会例外！

我们会全力去争取，
争取它能赋予我们一切的美好

生命何以如此美好？

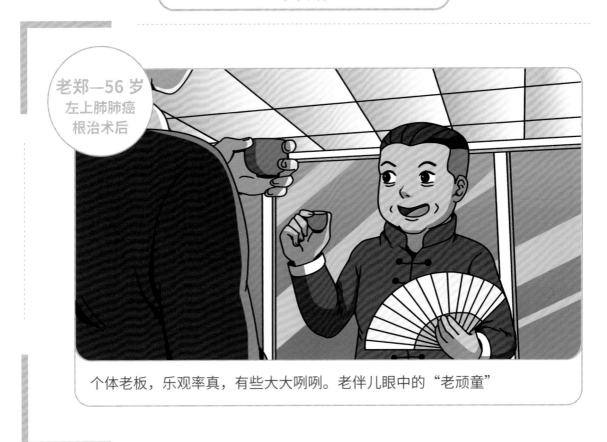

个体老板，乐观率真，有些大大咧咧。老伴儿眼中的"老顽童"

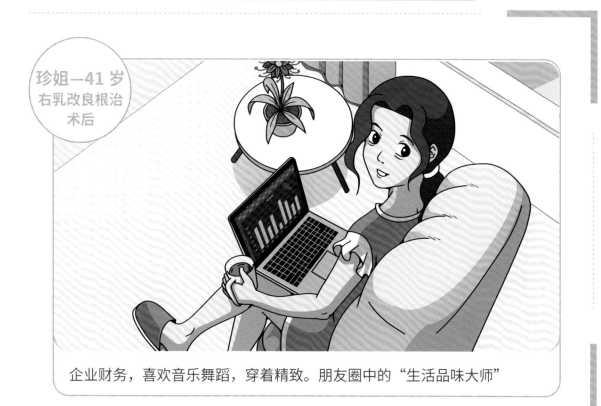

珍姐—41 岁
右乳改良根治术后

企业财务，喜欢音乐舞蹈，穿着精致。朋友圈中的"生活品味大师"

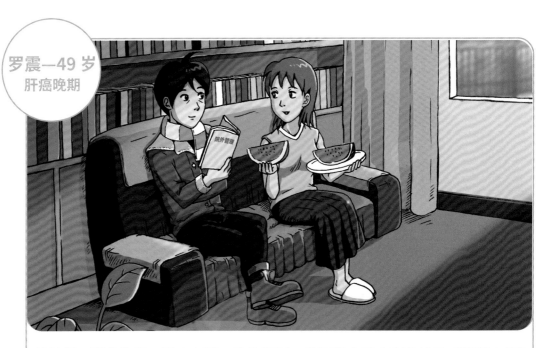

罗震—49 岁
肝癌晚期

设计师、网络作家，喜欢安静，性格细腻。他和爱人是大家公认的"模范夫妻"

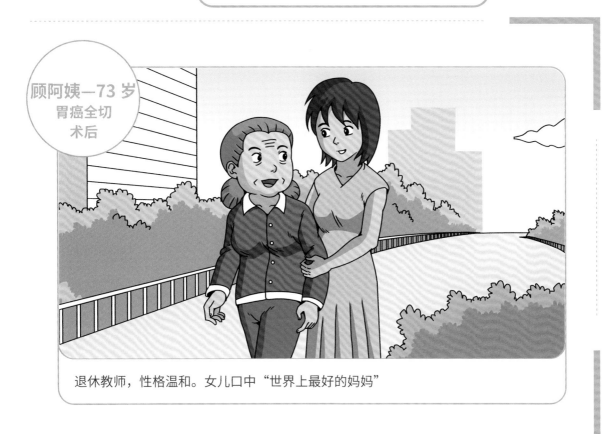

顾阿姨—73 岁
胃癌全切
术后

退休教师，性格温和。女儿口中"世界上最好的妈妈"

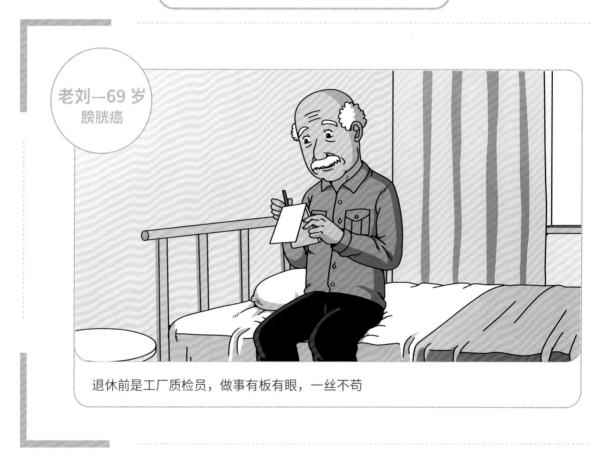

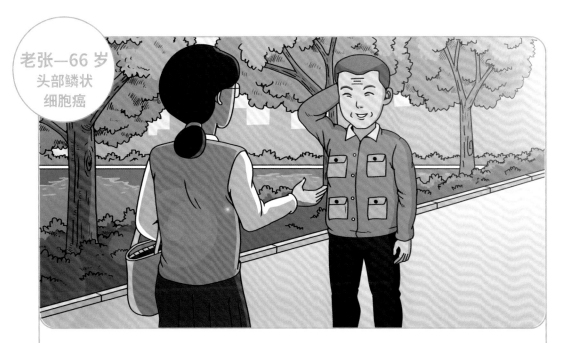

老张—66 岁
头部鳞状
细胞癌

退休工人，为人老实忠厚，在医院里是最配合医生和护士治疗的"模范患者"

家庭抗癌行动指导手册

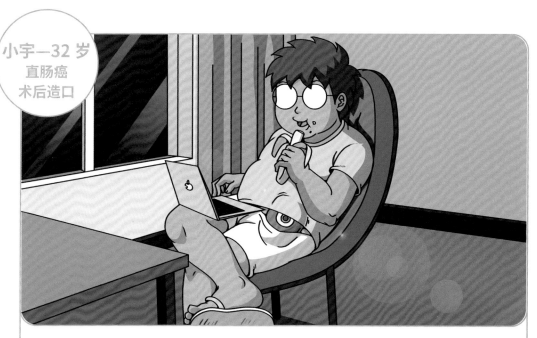

小宇—32 岁
直肠癌
术后造口

程序员，喜欢美食和睡懒觉。富有幽默感的小宇在护士妈妈的眼里是个管不住自己的"小坏蛋"

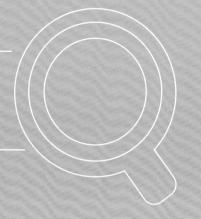

出院以后不犯难

# 一、放化疗期间的那些事

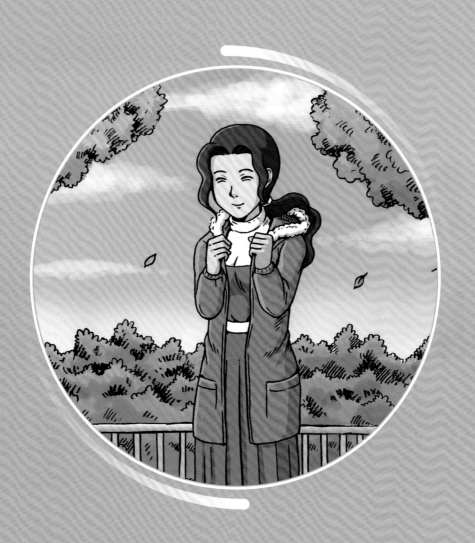

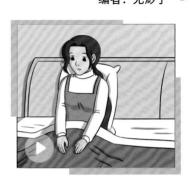

编者：尤渺宁

## 适用场景

珍姐，右乳腺癌保乳术后准备继续放疗。手术的顺利进行给珍姐带来了很强的信心，珍姐明白放疗可能会有一系列的不良反应发生，所以珍姐早早开始做起了准备工作，这也让珍姐的信心更足了。

## 场景解析

乳腺癌患者经常要采取放疗，尤其是应用于患者手术后，对提高切除率、减少复发、提高生存率有一定的辅助作用。放疗也会存在放疗并发症的可能性，生活中防范措施可以降低并发症的风险。

 ## 解决方案

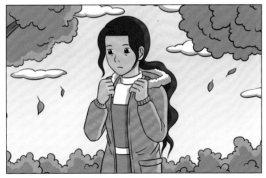

| 血常规报告单 | 肝肾功能报告单 |
|---|---|
| 姓名：宋玉珍 | 姓名：宋玉珍 |
| 年龄：43 | 年龄：43 |

**1** 放疗期间应注意保暖，预防感冒

**2** 遵医嘱定期监测血常规及肝、肾功能

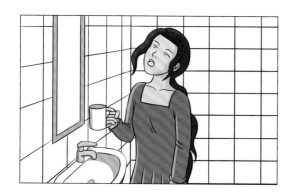

3 养成良好的卫生习惯，饭后漱口，清除口腔中的食物残渣，预防口腔黏膜炎的发生

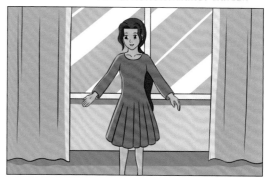

4 穿着宽松、柔软、吸水性强、穿脱方便的衣物

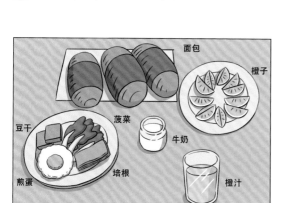

面包

橙子

豆干　菠菜

牛奶

煎蛋　培根

橙汁

5 进食高热量、高蛋白、高维生素、低脂肪、宜消化的清淡饮食

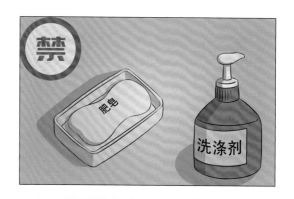

禁

肥皂

洗涤剂

6 保护好放射野皮肤，勿用肥皂、洗涤剂清洗，忌用手抓、挠，忌涂抹刺激性药物及化妆品

编者：尤渺宁

## 适用场景

珍姐，右侧乳腺癌保乳术后，放疗 25 次后出院回家，这两天她发现腋下皮肤瘙痒难忍，严重时经常被她挠破。一出汗觉得腋下杀着疼，仔细一看，已经出现了破溃的迹象，有时还会渗液。珍姐非常紧张，赶紧给护士打电话，寻求处理的方法。

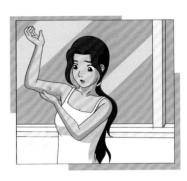

## 场景解析

放疗容易对皮肤造成损伤，随着放疗剂量的积累，接受放疗区域的皮肤损伤会越来越严重，极易发生皮肤干燥、粗糙、色素沉着甚至破溃，严重的话会限制放疗的剂量或中断放疗。

 解决方案

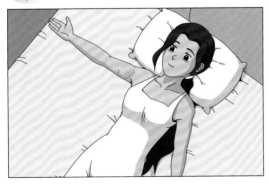

**1** 暴露破溃皮肤，保证皮肤表面通风、透气

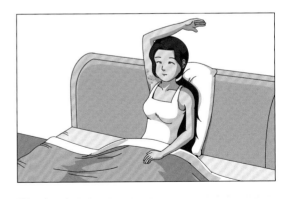

**2** 适当增加患肢上举的次数，以减少局部摩擦

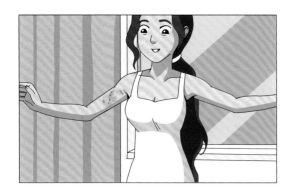

3 内衣要柔软干净，尽量穿棉质内衣

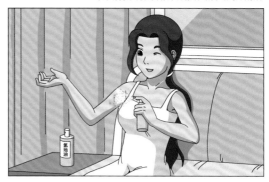

4 破溃面可使用氢地油膏止痒，以及用重组人表皮生长因子喷剂促进皮肤愈合

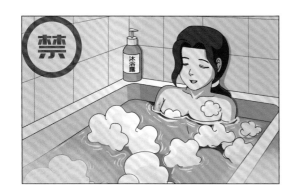

5 局部皮肤禁用热水浸浴，避免使用刺激性的香皂或沐浴液

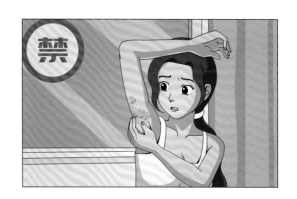

6 避免用手抓、挠和日光暴晒

家庭抗癌行动指导手册

# 03 化疗骨髓抑制期，加固免疫防线

编者：刘 洋

## 适用场景

老郑院内化疗 4 个周期后白细胞轻度下降，发生了骨髓抑制。医生告诉他白细胞低意味着身体免疫力偏弱。老郑明白，主动出击，预防感染！

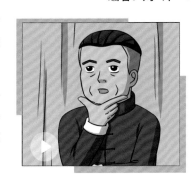

## 场景解析

骨髓抑制导致白细胞减少是化疗药物最常见的血液毒性反应，严重时一方面会增加侵袭性感染的发生风险，另一方面合并发热、感染常常导致化疗药减量或延迟，最终影响抗肿瘤疗效。

## 解决方案

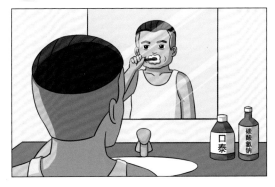

**1** 口腔护理：每天用口泰漱口液和 5% 碳酸氢钠溶液交替漱口，每天 4 次，预防口腔感染

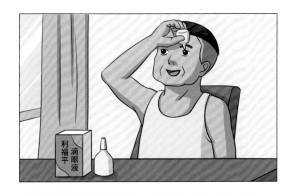

**2** 眼部护理：每天用氯霉素滴眼液和利福平滴眼液交替点眼，每天 4 次，预防眼部感染

家庭抗癌行动指导手册

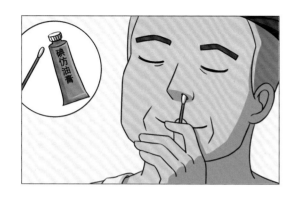

**3** 鼻腔护理：每天用 2% 碘仿油膏涂抹双侧鼻腔，每天4次，预防鼻腔感染

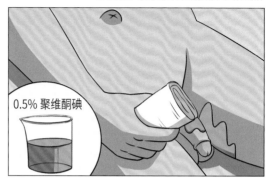

**4** 外阴护理：每天使用 0.5% 聚维酮碘擦洗外阴 1 次，预防会阴感染

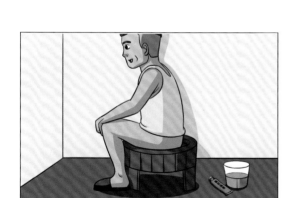

**5** 肛周护理：每天用 0.5% 聚维酮碘坐浴 2 次，每次 15 ～ 20 分钟，坐浴后用 2% 碘仿油膏涂抹肛周

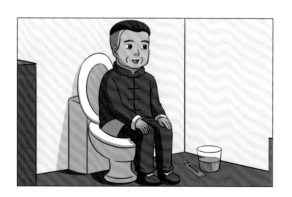

**6** 每次排便后用 0.5% 聚维酮碘冲洗肛门，用 2% 碘仿油膏涂抹肛周

编者：尤渺宁

## 适用场景

老郑化疗期间经常恶心干呕，这已经让他够难受。这两天还出现了口腔黏膜炎。这让本身就没什么胃口的老郑，因为疼痛就更吃不下东西了。老郑明白，现在正是需要营养的时候，不能被这小小的黏膜炎给困住。

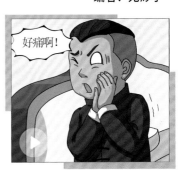

好痛啊！

## 场景解析

化疗性口腔黏膜炎是由化疗药物引起的口腔黏膜损伤，是一种最常见的并发症。病程大致可分为红斑期、溃疡期和愈合期。患者在化疗期间要养成良好的口腔清洁卫生习惯：每次饭后用软毛牙刷刷牙，同时调整日常的饮食习惯。

 解决方案

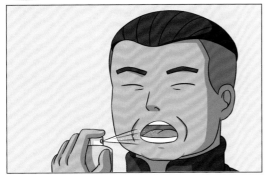

**1** 积极治疗口腔黏膜炎，辅以促进黏膜修复的药物进行喷涂，促进愈合并对症处理疼痛，同时加强化疗期间口腔护理

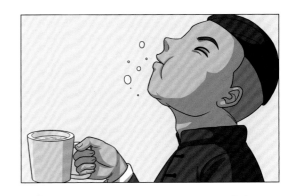

**2** 每天使用生理盐水、碳酸氢钠溶液或口泰漱口液多次漱口

家庭抗癌行动指导手册

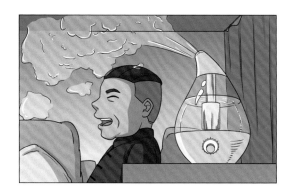

**3** 保持口腔湿润，可以使用加湿器保持房间的湿度

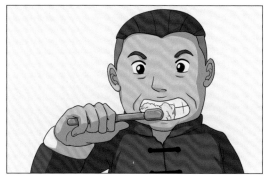

**4** 饭后及睡前用软毛牙刷或海绵刷牙（去掉义齿），避免使用含氟牙膏

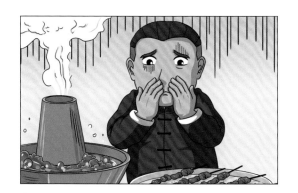

**5** 避免进食粗糙、尖锐、辛辣、酸性食物，如火锅、烧烤、鱼等

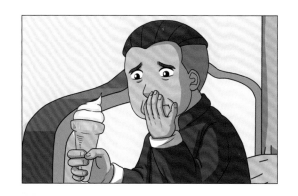

**6** 避免食用过冷、过热的食物（如热咖啡、冰激凌）

# 05 化疗期间容易呕吐，患者和家属一起看过来

编者：尤渺宁

## 适用场景

罗震门诊化疗后，频繁的出现恶心呕吐的状况。看见什么都不想吃，后来发展到闻到饭菜的味道都恶心。在营养必须跟上的情况下，罗震实在有心无力，家属心急如焚。后来大家冷静下来，一起好好地商量对策。

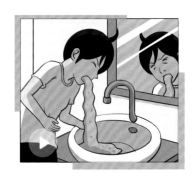

## 场景解析

患者发生恶心呕吐主要是因为化疗药物引起的副作用。

 解决方案

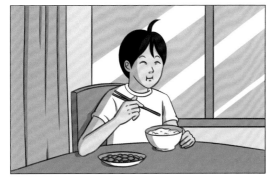

**1** 少食多餐，饮食清淡，细嚼慢咽

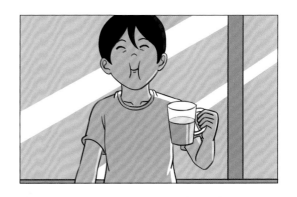

**2** 呕吐后要用温水漱口，擦洗面部，给患者一个空气新鲜的环境

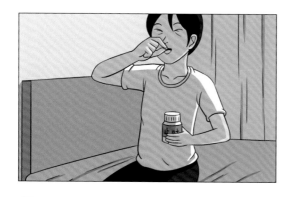

3 遵照医嘱服用止吐药治疗

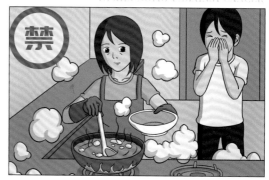

4 避免接触做饭时的气味和其他气味的刺激

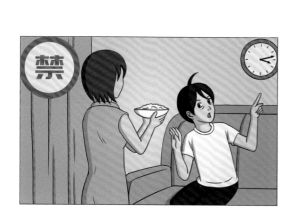

5 化疗前后2小时内避免进食

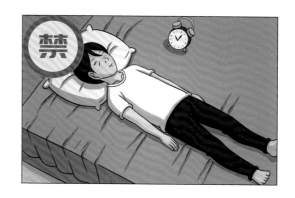

6 进食后至少2小时内避免平卧

家庭抗癌行动指导手册·

## 06 化疗后腹泻，这几点有没有注意

**编者：刘 洋**

### 适用场景

小宇门诊化疗 3 个周期后出现腹泻的症状，严重的时候一天要泻好几次水样便。最需要营养支持的情况下出现腹泻，甚至还可能发生脱水，家属心急如焚。在口服医生开好的蒙脱石后，小宇镇定了下来。他认真的回忆着刚刚医生嘱咐的那些事。

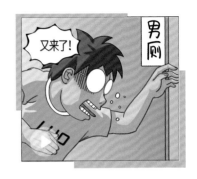

### 场景解析

化疗相关性腹泻是肿瘤患者化疗引起的一种常见消化道毒副反应。处理不当的话，不仅会降低患者的生活质量，还会导致水电紊乱、脱水、感染。

 **解决方案**

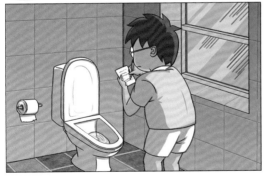

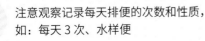 注意观察记录每天排便的次数和性质，如：每天 3 次、水样便

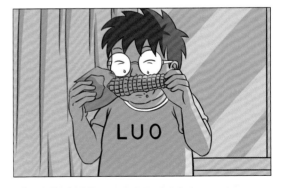

2 清淡饮食，适当增加纤维食物，提高饮食中低聚木糖含量，以促进肠道双歧杆菌及乳酸杆菌的生长

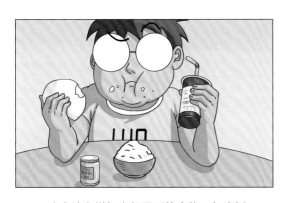

3 吃少渣和增加大便固形的食物，如米饭、馒头、苹果酱、浓缩果汁、温茶及葡萄糖饮料

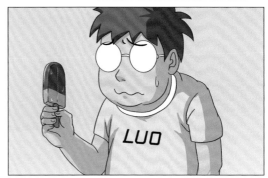

4 少量多餐，忌食生冷食品

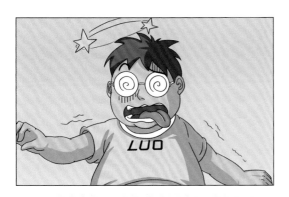

5 注意观察腹泻程度和其他症状，如果出现发热或寒战、口渴、脉搏快、眩晕和严重腹痛等症状，要及时就医

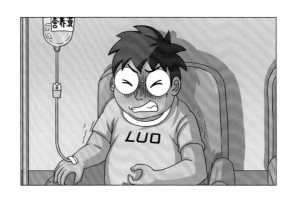

6 严重腹泻时，应在医生指导下静脉输注营养液

编者：刘 洋

## 适用场景

从门诊化疗第 2 个周期开始，老郑便秘的情况变得特别严重：大便干燥、排便非常困难。大便次数明显减少，严重时 3 天才能排便 1 次。老郑当然着急，但他还是相信在医生的建议下，这一连串的动作下去后会有所改善的。

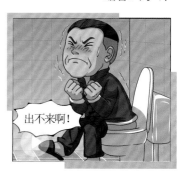

出不来啊！

## 场景解析

便秘是因为化疗前使用止呕药、止痛药或其他药引起肠蠕动缓慢，导致大便干结造成的排出困难。在活动量减少或饮食纤维过少可能是诱发便秘的原因。患者会感觉肠蠕动性疼痛、胀气、恶心；还会出现打嗝、嗳气、胃痉挛疼、直肠内压迫憋胀感，严重者可造成肠梗阻。

 ## 解决方案

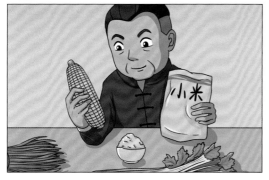

**1** 多吃一些粗粮和粗纤维的食物，如玉米面、小米、芹菜、韭菜等

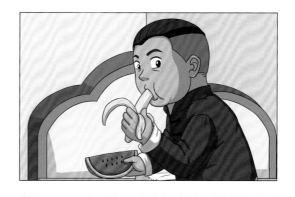

**2** 多吃水果，特别是香蕉、西瓜等，也可以喝一些蜂蜜水，能起到润肠通便的作用

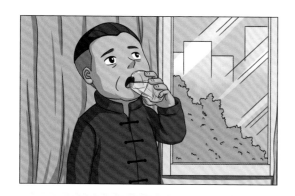

**3** 多喝水，每天饮水量应达到 2000 ~ 3000ml。每天清晨空腹喝 1 杯温开水，病情允许时可以喝 1 杯蜂蜜水

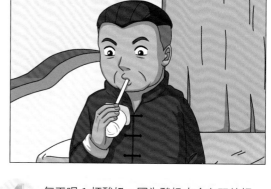

**4** 每天喝 1 杯酸奶，因为酸奶中含有双歧杆菌，可以促进消化，帮助吸收

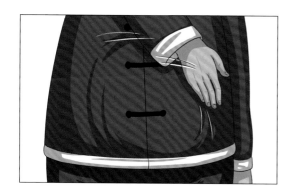

**5** 用手顺时针方向按摩腹部，促进肠蠕动，有利于排便

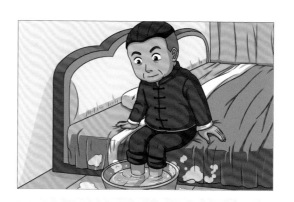

**6** 每晚临睡前泡脚 30 分钟，水温在 40 ℃左右即可，水位要高于脚踝。通过水温刺激双脚，促进肠蠕动

编者：尤渺宁

## 适用场景

小宇觉得输液位置的皮肤有点痛，带上眼镜一看皮肤红红的，还起了很多小水疱，看得小宇头皮麻麻的。妈妈说，这个要处理好哦，不然可能会引起感染，耽误后面的化疗可就麻烦了。妈妈边说边戴上眼镜。

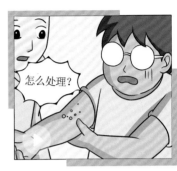

怎么处理？

## 场景解析

手臂输液处的皮肤出现水疱，多伴有皮肤肿胀。常见原因可能是胶带或敷料错误应用造成的（敷贴过度拉伸、粘贴过紧，随着关节或其他部位的活动导致敷料与皮肤之间产生剪切力，继而造成皮肤表皮与真皮分离）。对于这种情况，保持无菌，确保创口不感染是关键。

 解决方案

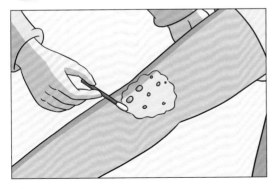

**1** 家属先使用聚维酮碘消毒水疱及周围皮肤 2 遍，旋转式转动棉签消毒

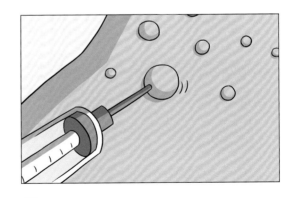

**2** 手持无菌注射器从水疱的最低点将针尖刺入水疱

家庭抗癌行动指导手册

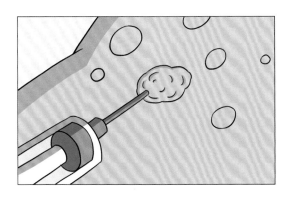

**3** 转动针塞，抽吸水疱液体

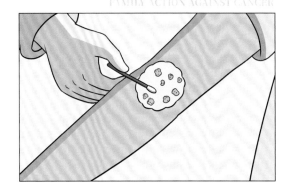

**4** 再次消毒抽吸后的疱皮及周围皮肤，避开针眼，注意不可使消毒剂进入针眼处

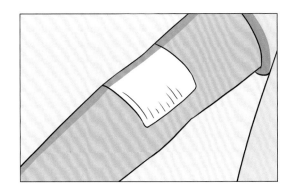

**5** 将无菌纱布覆盖在水疱处

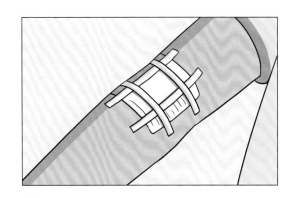

**6** 使用剪刀剪下 4 条医用胶带，按井字法固定纱布

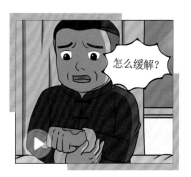

编者：王 威

## 适用场景

老郑出院回家后觉得化疗输液的那只手背又肿又痛。他试着用冰毛巾敷以缓解疼痛，然而效果不好。老伴觉得应该去医院看看，看完后医生说是化疗后的静脉炎。带了水胶体敷料回家，老伴开始细心地为老郑护理患处。

## 场景解析

使用水胶体敷料的目的是为了给伤口提供一个湿性的愈合环境，溶解坏死组织，促进愈合，减少瘢痕的形成。

 ## 解决方案

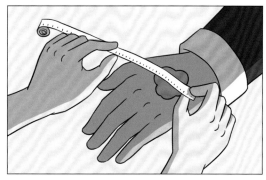

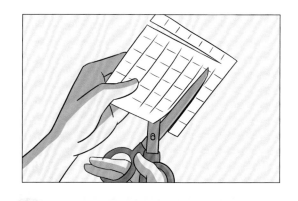

**1** 家属使用软尺测量患处红肿的长度和宽度

**2** 家属按照测量患处红肿的长宽，用剪刀裁剪大小适合的敷料

家庭抗癌行动指导手册

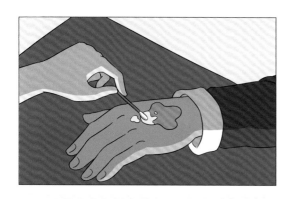

**3** 将患肢放置在桌面上，患处向上，体位摆放舒适，使用清水或无菌生理盐水清洁患处皮肤并用纸巾擦干

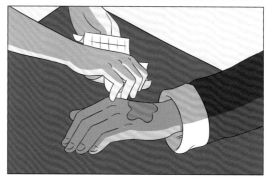

**4** 将敷料的保护纸撕开，用黏性的一面覆盖在患处皮肤的中央

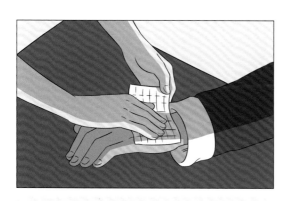

**5** 敷料先粘贴患处中央，再往两侧逐渐贴敷并将保护膜撕掉，使敷料全部覆盖患处，尽量避免留下空隙或产生褶皱

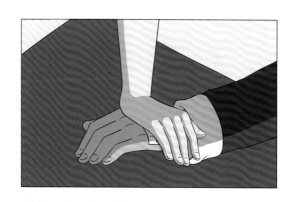

**6** 用手捂住敷料约1分钟，手的热度可使敷料与皮肤更好地贴合

# 10 硫酸镁湿敷，这样用——静脉炎确诊后的日常护理

编者：王 威

## 适用场景

珍姐化疗出院后，发现两只手背颜色不一样。输液那只手背皮肤颜色有点发红，又肿又胀，摁下去还有明显痛感。医生说是迟发性静脉炎，建议使用硫酸镁湿敷患处可以缓解症状。珍姐马上行动！

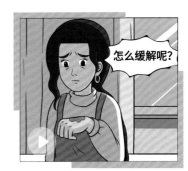

怎么缓解呢？

## 场景解析

静脉输液的并发症包括局部的肿胀，硫酸镁具有高渗、消肿、止痛的药理作用，对药物外渗引起的肿胀有较好的治疗效果。50% 硫酸镁溶液外敷患处，能消炎去肿，用于治疗静脉炎。

 解决方案

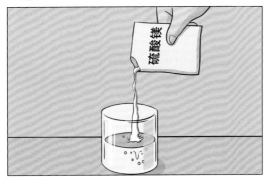

**1** 将 50g 医用硫酸镁粉剂溶于 100ml 凉白开水或生理盐水中，配制成浓度为 50% 硫酸镁溶液

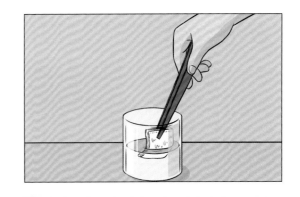

**2** 将纱布放于 50% 硫酸镁溶液中充分浸泡

家庭抗癌行动指导手册

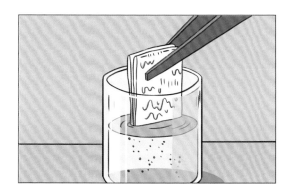

**3** 取出浸湿溶液的纱布至不滴水

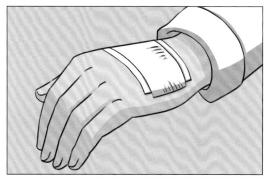

**4** 将湿纱布打开，平铺于皮肤患处

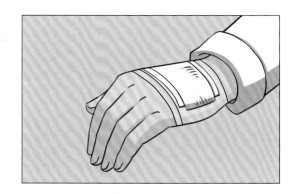

**5** 将保鲜膜包裹在湿纱布外面，包裹 2 圈即可，防止水分蒸发。每次湿敷30分钟，每天 2～3 次，直至症状消失

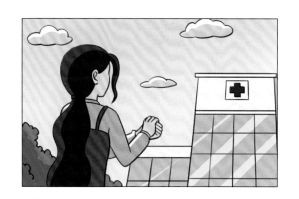

**6** 如果湿敷 3 天后症状不见好转，请及时到医院就诊

# 11 膀胱灌注化疗前后

编者：王 威

## 适用场景

老刘以前是工厂的质检员，做事严谨而有条理。这不，膀胱癌电切术后，医生嘱咐4天后到门诊做膀胱灌注化疗。灌注前，老刘早已经把操作过程按步骤写在纸上。然后呢，一步不落的顺利完成，真棒！

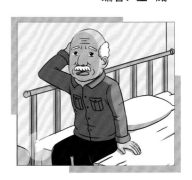

## 场景解析

膀胱内灌注治疗是膀胱癌的重要治疗手段之一，可作为术后的辅助治疗或单独治疗方式。方法是医生将含有治疗药物的液体通过导管直接推注到膀胱。这种治疗方式可以直接影响癌细胞，更像是一种局部治疗，不会对身体的其他部分产生一些重大的副作用。

 解决方案

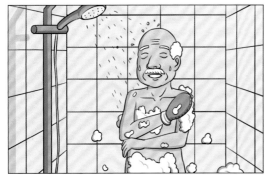

1 膀胱灌注前需要沐浴清洁，排空膀胱

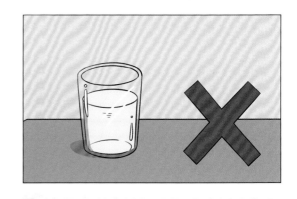

2 灌注前尽量不喝水，避免尿液将药物稀释

家庭抗癌行动指导手册

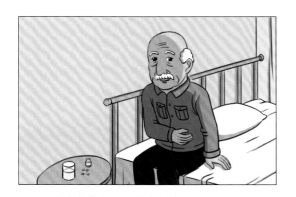

③ 灌注药物后应根据不同药物和身体状况，遵医嘱选择具体的憋尿时间，一般应憋尿 30～60 分钟

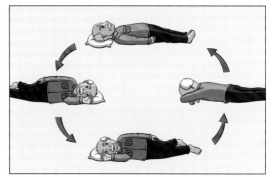

④ 在憋尿期间，按照仰卧位、左侧卧位、右侧卧位、俯卧位的顺序，每 8～15 分钟变换 1 次体位

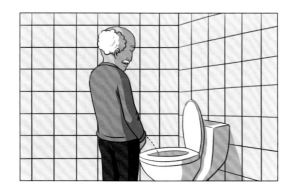

⑤ 憋尿时间一到，迅速将尿液排入马桶，反复多次冲洗小便池，直至无药液颜色

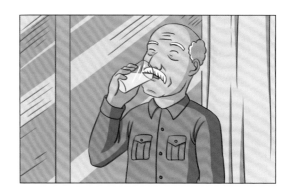

⑥ 患者在治疗阶段要养成大量喝水的习惯，起到冲洗膀胱，减少药物刺激的作用

# 12 化疗后腿发麻？试试热敷

编者：尤渺宁

## 适用场景

化疗出院后，老郑寻思着每天适当地运动运动，让身体和精气神儿尽快的恢复起来。可早晨起床或者坐的时间长了点，站起来就觉得双腿麻木，没什么力气，两只脚好像踩在棉花上一样。多亏了老伴儿的悉心照料，她还有个小绝招。

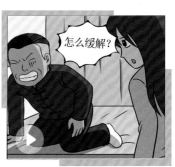

## 场景解析

化疗可能发生周围神经毒性，使用抗肿瘤药可以导致外周神经功能紊乱并表现出来一些相关的症状和体征。

## ✅ 解决方案

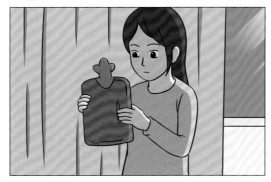

**1** 家属检查热水袋有无破损、塞子与热水袋是否配套，以防漏热水烫伤患者

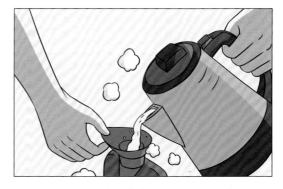

**2** 放平热水袋、去塞，一只手拿热水袋边缘，另一只手将 50 ℃左右的热水灌入热水袋中，灌水至 1/2 ～ 2/3 处

· 家庭抗癌行动指导手册 ·

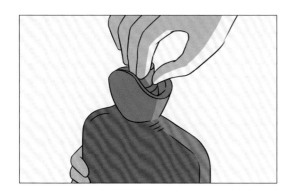

**3** 扶住热水袋轻轻竖立，缓慢排出热水袋内的空气，并拧紧塞子

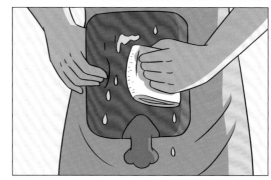

**4** 用毛巾擦干热水袋，倒提，检查是否漏水

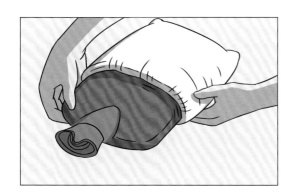

**5** 确认热水袋不漏水后，将热水袋放入布套内

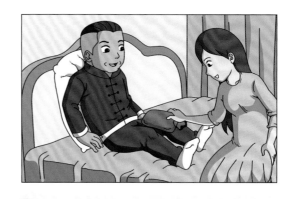

**6** 将热水袋放在麻木的部位，每次使用时间不要超过30分钟

# 13 化疗后手脚发麻？还有这几招

编者：尤渺宁

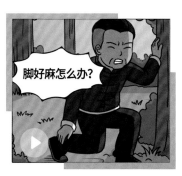

脚好麻怎么办？

## 适用场景

老郑化疗后出院一周了，其他感觉都挺好，就是这手脚又麻又软，实在是不听使唤。老郑的爱人和主管护士联系后学了几个小妙招，老郑当即开练。果然，管用！

## 场景解析

化疗引起的周围神经病变，最初以同样的方式影响身体的两侧，通常从手指和脚趾开始，然后发展至全身。除了患者们常问的化疗后手脚麻木的症状外，还可能会有其他症状。

 解决方案

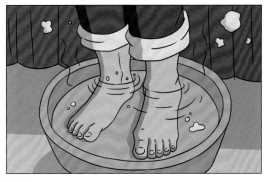

**1** 每天使用40℃左右的温水泡脚2～3次，促进血液循环，以缓解脚麻症状

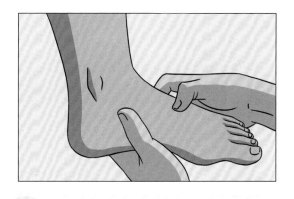

**2** 手脚按摩，从远心端向近心端按摩，每天3次

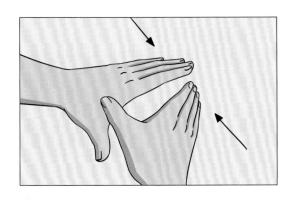

③ 两手虎口相对，交替互击30次

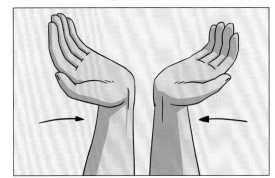

④ 手掌张开，手腕互击30次

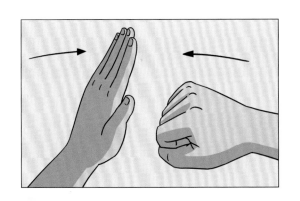

⑤ 一只手握拳，另一只手张开，拳掌相对，
交替进行30次

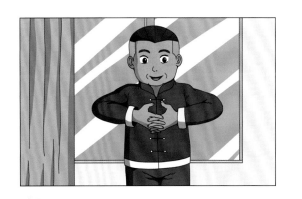

⑥ 十指交叉互击30次

二、药物不良反应早了解，多关注

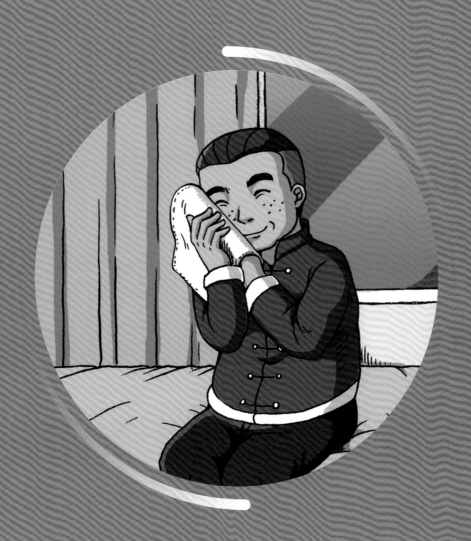

# 14 靶向药服用期间发生甲沟炎，注意了

编者：王 威

## 适用场景

老郑住院化疗后返回家中，继续口服靶向药治疗。这两天穿鞋没走几步就觉得大脚趾很痛，脱鞋一看，靠近趾甲边缘的肉又红又肿，不知道里面是不是已经化脓了。医生和老郑说，小事不小，以后可不能粗心了！

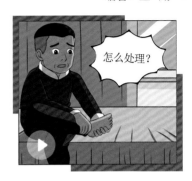

怎么处理？

## 场景解析

甲沟炎是靶向药典型的副作用，治疗甲沟炎要保证手足的清洁卫生，避免接触碱性肥皂或刺激性液体，勿挤压甲床周围，穿宽松透气性能好的鞋袜。

 解决方案

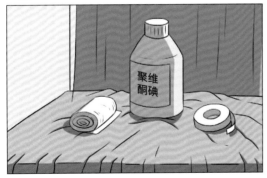

**1** 准备 0.5% 聚维酮碘、无菌纱布、绷带或胶带

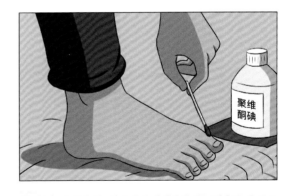

**2** 使用 0.5% 聚维酮碘给大脚趾及周边皮肤消毒

·家庭抗癌行动指导手册·

40

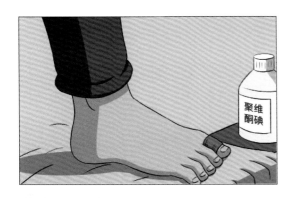

**3** 把浸湿 0.5% 聚维酮碘溶液的纱布放在红肿处，湿纱布以不往下滴液为准

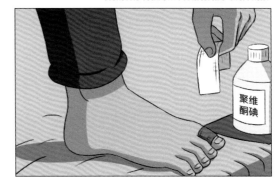

**4** 在聚维酮碘纱布外面再包裹一块无菌纱布

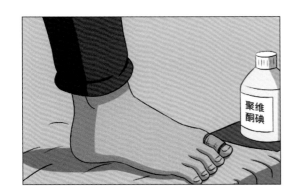

**5** 用绷带或胶带固定，每天更换 1 次

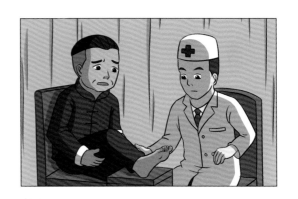

**6** 如果 3 天后红肿疼痛不见好转，请及时到医院就诊

家庭抗癌行动指导手册

编者：尤渺宁

## 适用场景

老郑口服易瑞沙后面部、颈部和后背都出现了大量皮疹，尤其是外出阳光照射后，情况更是严重，每天瘙痒难耐。这一痒嘛就实在忍不住伸手去抓，脸上身上搞得大片血痕。老郑一琢磨这样见人实在是不大好看啊！

## 场景解析

皮疹为靶向药常见的不良反应，主要表现为皮肤瘙痒。主要发生在皮脂腺分布丰富的部位，如面部 T 区、颈部、耳后及胸背部。

 ## 解决方案

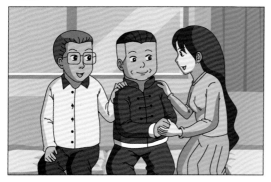

**1** 用药前提前告知患者可能出现的药物副作用，减轻患者心理压力

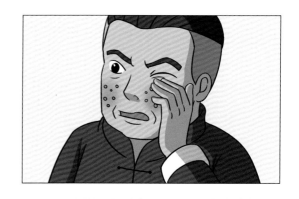

**2** 禁止用手抓、挠皮疹，避免感染

·家庭抗癌行动指导手册·

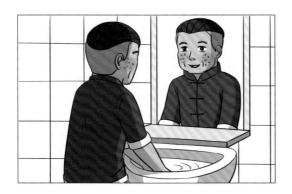

**3** 洗漱及沐浴时应使用温水，避免使用碱性清洁剂及含有乙醇的润肤剂

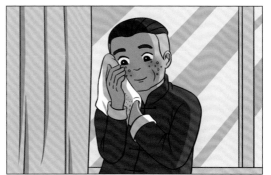

**4** 擦脸时使用软毛巾，以减少刺痛。平时穿着柔软纯棉衣物，避免化纤织物刺激患处

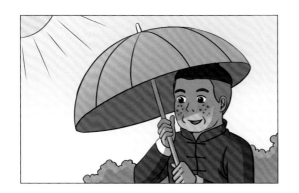

**5** 外出时注意防晒，避免患处皮肤直接暴露于阳光下

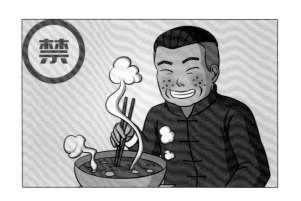

**6** 饮食上忌食辛辣、刺激性的食物

# 三、预防院外感染

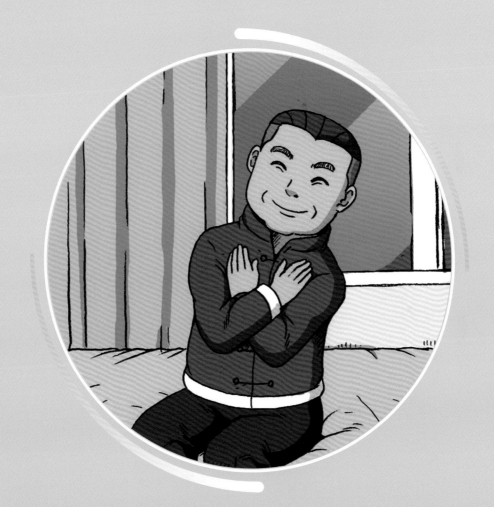

编者：王 威

## 适用场景

大肠癌术后终于可以回家了，小宇的心里有些激动。出院前医生嘱咐过，考虑到术后患者免疫力较低，要做好居家环境的消毒，防止因为环境引起继发感染。家人积极响应，买了消毒剂，买了乙醇，准备了沸水，准备要大干一场了！

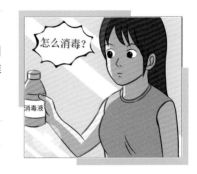

## 场景解析

大多数肿瘤患者自身的体质虚弱、免疫功能低下，吸收能力差，属于易感的高危人群，所以做好居家隔离，预防感染，要格外的注意和小心。

 解决方案

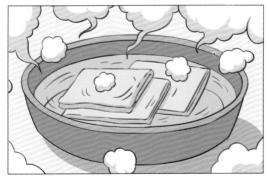

 毛巾每周用沸水煮 20 ～ 30 分钟消毒

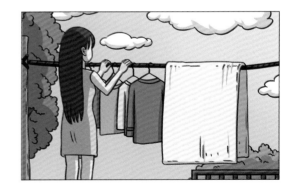

2 内衣、衣裤、被褥、床单等需在阳光下暴晒 6 小时以上

家庭抗癌行动指导手册

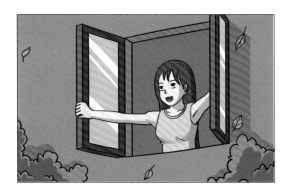

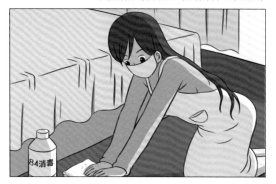

3 每天开窗通风 3 小时

4 每天使用 84 消毒剂浸泡过的抹布和拖布擦拭台面与地面，保持室内清洁，房间消毒后需要开窗通风 30 分钟后方可进入

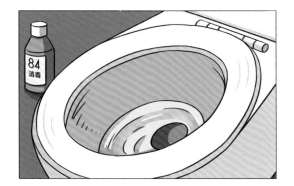

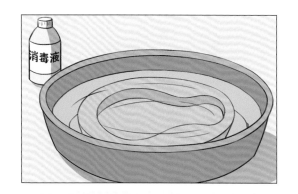

5 每天用 1 : 29 的 84 消毒剂刷马桶、浴缸及手盆等，消毒后开窗通风 30 分钟后方可如厕使用

6 便盆及便壶需每天浸泡在 1 : 29 的 84 消毒剂中 30 分钟，然后使用清水冲洗晾干方可使用

# 17 鼻腔冲洗不算舒服，但是很值得

编者：田家利

## 适用场景

李勇鼻咽癌放疗 30 次后出院回家，医生嘱咐要每天冲洗鼻咽部，预防发生感染。李勇心里想，放疗那么久都已经坚持过来了，回家后的护理一定要做好。

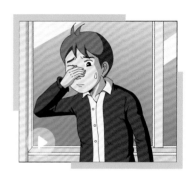

## 场景解析

鼻咽癌放疗过程中，一些正常的鼻咽黏膜上皮细胞会坏死形成创面，鼻腔黏膜因受到放射线照射功能受损，导致细菌易在局部繁殖，形成脓性分泌物，严重者则会出现局部感染坏死。所以，冲洗鼻咽部异常重要。

 解决方案

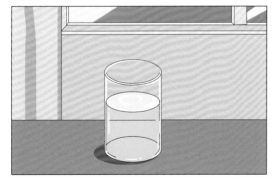

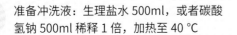 准备冲洗液：生理盐水 500ml，或者碳酸氢钠 500ml 稀释 1 倍，加热至 40 ℃

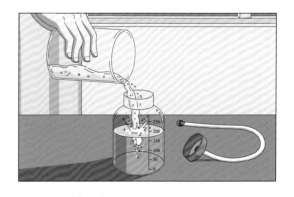 将准备好的冲洗液加入鼻咽冲洗器，至 200ml 刻度线

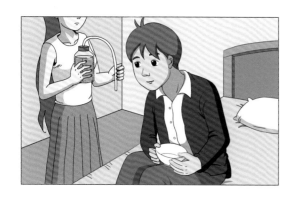

3 患者取坐位，面前放盛水器，头向前倾

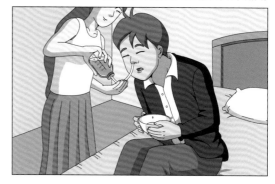

4 嘱患者张口呼吸，将鼻腔冲洗器橄榄头轻轻插入右侧鼻孔稍微偏外上，用手轻轻挤压瓶体，使冲洗液缓慢流入鼻腔

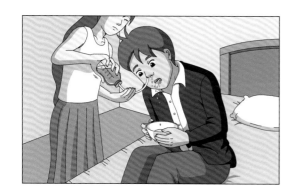

5 冲洗液从右侧鼻孔流进鼻腔后，再从左侧鼻孔或口腔流出，两侧交替冲洗

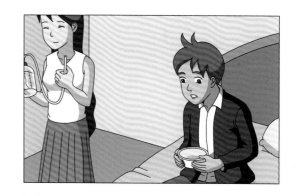

6 冲洗完毕后，头向前倾，让鼻腔内残余的冲洗液自然流出

49

# 18 保肛术后，舒适的度过坐浴时光

编者：傅晓瑾

## 适用场景

小宇保肛手术后出院前医生嘱咐因为肛门处容易有排泄物，所以一定要预防感染，坚持每天坐浴。小宇的生活重新开始，生活是美好的，包括这坐浴时刻。

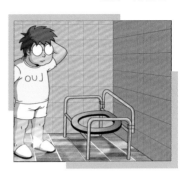

## 场景解析

坐浴可减轻肛门部炎症与水肿，促进肛门收缩功能和排便反射的恢复。但注意坐浴时不能采取长时间下蹲位，以免增加腹压和吻合口张力，引起吻合口并发症的发生。

 解决方案

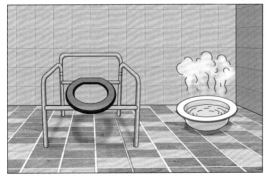

**1** 坐浴前准备好坐浴架、坐浴盆、40℃～45℃热水

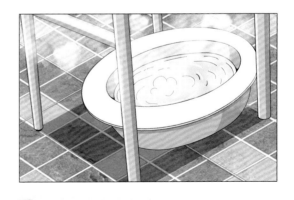

**2** 将坐浴盆放置在坐浴架下面

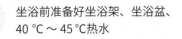

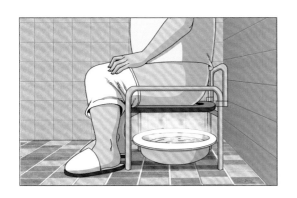

**3** 臀部坐在坐浴架上，让 40 ℃ ～ 45 ℃ 热水的蒸气熏 5 分钟

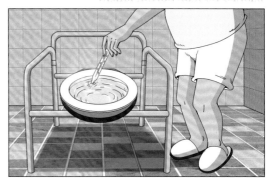

**4** 使用温度计测水温，或者滴水到手背感受不烫时，将坐浴盆放在坐浴架上

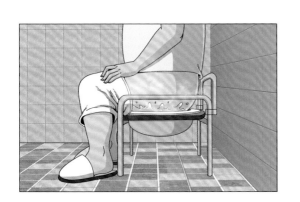

**5** 臀部坐在坐浴盆内，浸泡 10 分钟

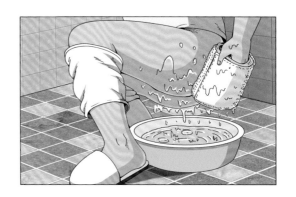

**6** 起身后用温水洗净伤口和臀部，擦干，穿好裤子

# 19 家属搭把手！这样的叩背排痰很管用

编者：田家利

## 适用场景

老郑的老伴住院时观察到护士经常给他拍背，感觉挺管用。这不，老伴向护士详细咨询以后，准备出手了。

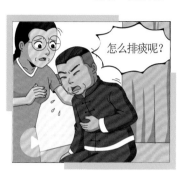

怎么排痰呢？

## 场景解析

肺癌患者由于呼吸肌力量弱，难以通过正常的咳嗽反射排出痰液。另外，如果一直保持一个姿势或者一直卧床，痰液就容易在同一个位置黏附，时间一长就会形成痰痂、痰栓。适当的活动可以让痰液不容易附着，也可以防止痰液向肺的深处淤积。

 解决方案

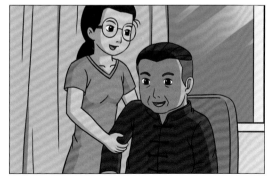

**1** 患者取侧卧位或在他人协助下取坐位

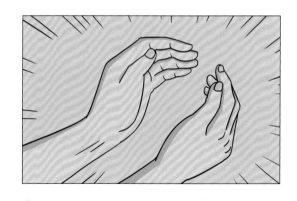

**2** 叩击者两手手指弯曲并拢，使掌侧呈空杯状

・家庭抗癌行动指导手册・

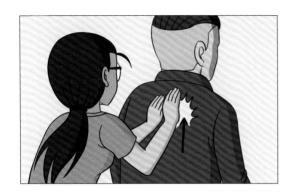

**3** 以腕部力量，从肺底自下而上、由外向内、迅速而有规律的叩击背部

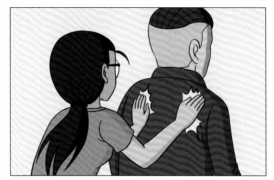

**4** 每个肺叶叩击 1 ～ 3 分钟，每分钟叩击 120 ～ 180 次

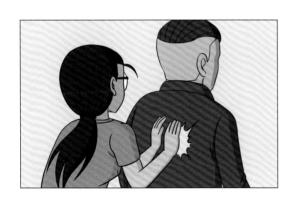

**5** 叩击时发出空而深的拍击音，则表示叩击手法正确

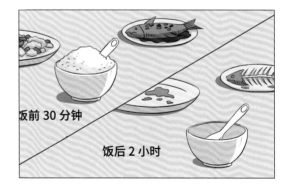

饭前 30 分钟

饭后 2 小时

**6** 叩背排痰应安排在餐后 2 小时至下一餐前 30 分钟完成，每次叩击 5 ～ 15 分钟即可

# 20 知道吗？咳嗽也有技巧

编者：田家利

## 适用场景

老郑总觉得有痰又咳不出去，嗓子里总觉得有什么黏着，有时甚至有点恶心想吐的感觉，连食欲都受到了影响。老郑一边尽量不让自己的心情受到影响，一边按照护士的指导进行咳嗽训练，还真管用！

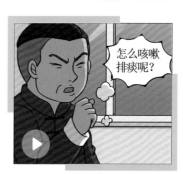

## 场景解析

咳嗽是一种防御性的呼吸反射，可帮助人体排出呼吸道内的异物、分泌物，有清洁、保护和维护呼吸道通畅的作用。在发生炎症时痰液的黏度大为增加，不易排出。

 解决方案

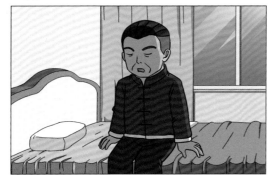

1　尽可能采取坐位，先进行深而慢的腹式呼吸 5～6 次（腹式呼吸可参考第 70 集）

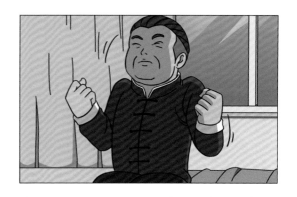

2　深吸气至膈肌完全下降

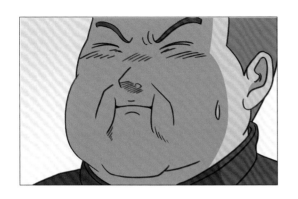

3　屏气 3～5 秒

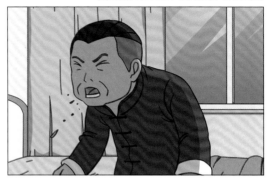

4　身体前倾，从胸腔进行 2～3 次短促
有力的咳嗽

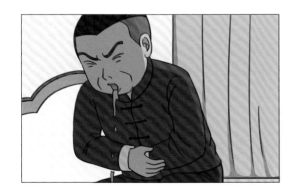

5　咳嗽同时收缩腹肌或用手按压上腹部，
帮助痰液排出

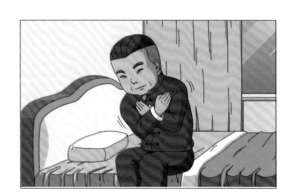

6　对于胸痛不敢咳嗽的患者，可用双手或
枕头轻压胸部两侧，以免咳嗽牵拉而引
起疼痛

# 四、为长期卧床的病友

## 想得周到一点

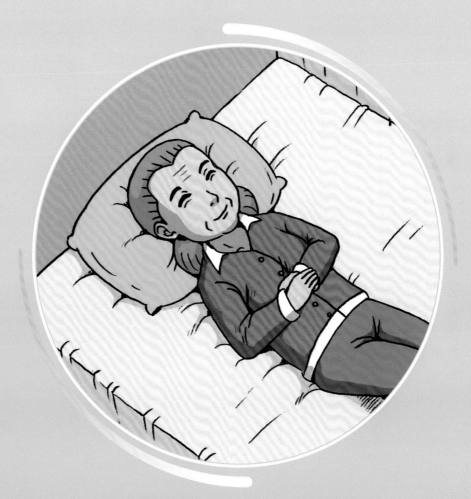

编者：傅晓瑾

## 适用场景

老郑母亲去世前有一年多的时间抱病卧床，在这期间虽然老郑和妻子精心照料，可在老人去世前两三个月的时候还是发生了严重的压疮。老郑的妻子暗暗下定决心，一定不让老郑再遭这份儿罪。

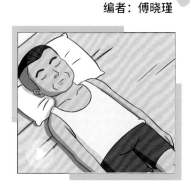

## 场景解析

肺癌晚期患者营养状况一般较差，有时合并全身水肿，极易产生压疮，且迅速扩展，难以治愈，预防压疮发生尤为重要。

 解决方案

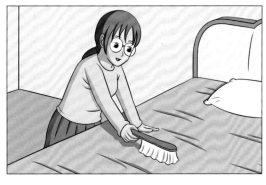

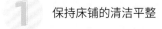

**1** 保持床铺的清洁平整

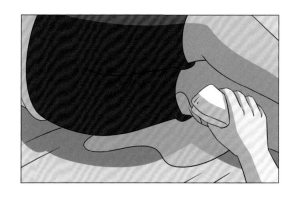

**2** 及时清理排泄物，减少潮湿对皮肤的损伤

· 家庭抗癌行动指导手册 ·

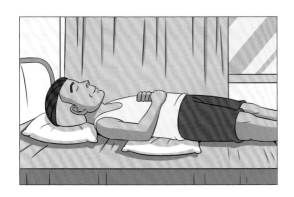

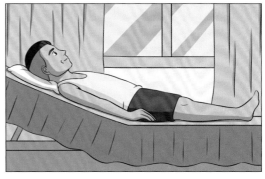

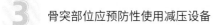 骨突部位应预防性使用减压设备

4 定时更换体位

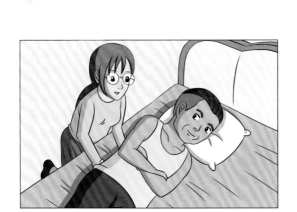

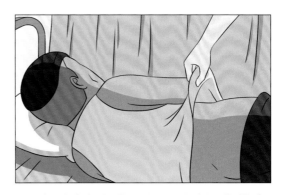

5 翻身时避免拖、拉、拽的粗暴手法

6 对于高危人群，每天检查骨突处及受压部位皮肤的颜色、质地（软硬），观察温度，有无变红

# 22 护理压疮，这些事情不能做

编者：傅晓瑾

## 适用场景

罗震长期卧床后已经发生了压疮，罗震的妻子很努力地处理这些创面，但情况一点也没有好转。妻子心疼罗震，一面安慰他一面想，是不是我处理压疮的方法有问题啊。妻子拨通了护士的电话。

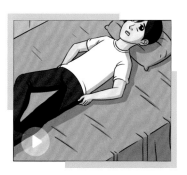

## 场景解析

压疮护理的关键在于间歇性解除压力，勤翻身；保护皮肤的清洁干燥；加强营养支持。

 常见误区

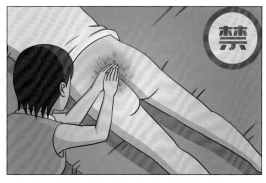

 按摩发红皮肤：按摩可以使局部组织血流量下降，增加内部剪切力而导致组织损伤

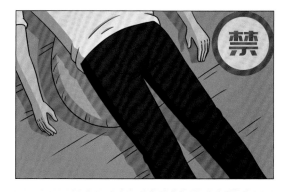

 使用气圈：增加气圈的压力，使局部血液循环受阻。橡胶圈不透气，会阻碍汗液蒸发而刺激皮肤

家庭抗癌行动指导手册

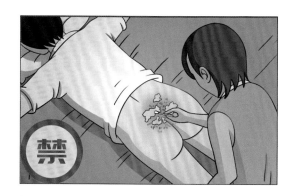

3 消毒剂清洁创面：会损伤新生的肉芽组织，不利于伤口愈合

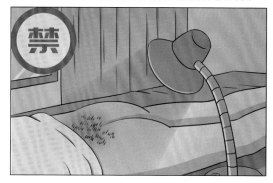

4 使用红外线烤灯照射：使组织细胞代谢及需氧量增加，造成细胞缺血、坏死

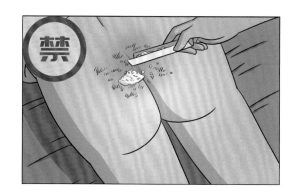

5 伤口使用抗生素：增加耐药菌感染的机会

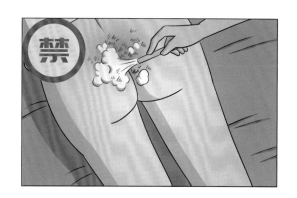

6 局部吹氧：伤口愈合靠血氧，外部使用无效

编者：傅晓瑾

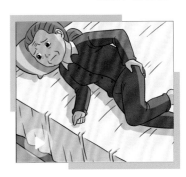

## 适用场景

顾阿姨的女儿发现十分瘦弱的母亲长期卧床之后，在后脑勺、骶尾这些部位出现了压红。女儿马上找到护士要建议，果然护士说要特别注意保护骨隆突处这些皮肤较薄的部位，护士也连连称赞顾阿姨的女儿真是又细心又孝顺。

## 场景解析

压疮多发生于受压和缺乏脂肪组织保护，无肌肉包裹或肌层较薄的骨隆突处，并与卧位有密切关系。长期受压引起血液循环障碍，产生压疮。

 解决方案

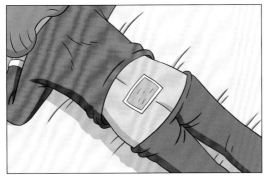

**1** 预防性地在骨突处使用一些敷料，如聚氨酯泡沫、水胶体敷料等

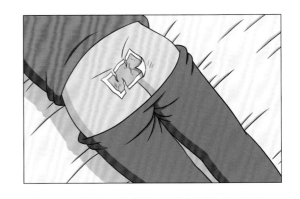

**2** 如果敷料在使用过程中出现破损、移位、松动、饱和的情况，应及时更换敷料

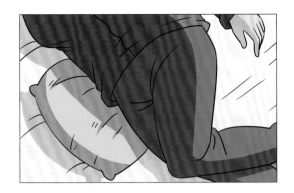

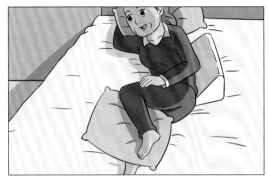

3 使用各种支具放置于骨突周围，分散压力，减少骨突部位的局部压力

4 选择合适的体位，避免骨突部位受压，比如利用软枕摆放 30° 的侧卧姿势

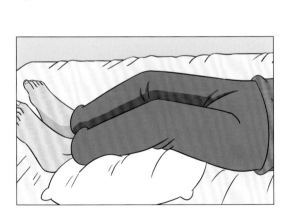

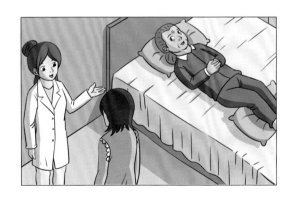

5 使用枕头沿小腿放置，使足跟抬高离开床面，达到完全悬空，减少足跟部表面的压力

6 指导家属及照顾者具体实施减压的方法，正确的防护可以减少压疮的发生

编者：傅晓瑾

## 适用场景

顾阿姨手术以后需要长期卧床休养，加上年龄的因素，医生出院前嘱咐她和家属，卧床期间要避免发生深静脉血栓。顾阿姨女儿学习操作认真，接近规范，老人为有这样的好女儿感到十分满足。

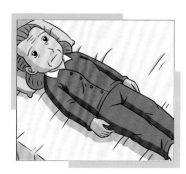

家庭抗癌行动指导手册

## 场景解析

下肢深静脉血栓形成的临床表现通常有患肢肿胀疼痛、浅静脉曲张、淤积性皮炎，伴有色素沉着和溃疡形成，并经久不愈，极大地影响患者的生命质量。

 解决方案

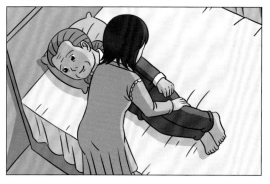

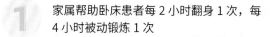

**1** 家属帮助卧床患者每 2 小时翻身 1 次，每 4 小时被动锻炼 1 次

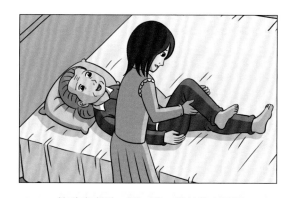

**2** 协助患者趾、踝、膝、髋关节自下而上进行伸屈、内外翻活动，每个动作 8～10 次，每小时 1 次

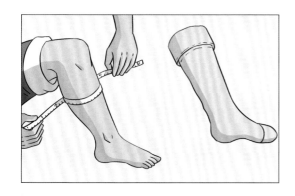

③ 根据患者踝部和小腿的周径大小，选择穿着匹配型号的弹力袜

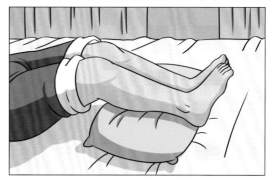

④ 卧床时，抬高下肢，膝关节 1/3 至足跟处垫软枕，有利于下肢静脉血液的回流，预防下肢深静脉血栓形成

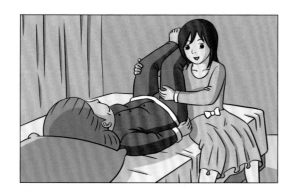

⑤ 适当增加膝关节和踝关节的活动，促进下肢血液循环，也可以避免关节和肌肉的萎缩

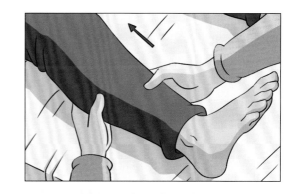

⑥ 对下肢由远端向近端进行适当地按摩和热敷，也可以加速血液循环，预防深静脉血栓的形成

家庭抗癌行动指导手册

编者：傅晓瑾

## 适用场景

顾阿姨的女儿按照妈妈的尺寸购买了大小合适的弹力袜，不过说实话，这穿戴的过程没有想象中那么容易。一开始总是穿戴不正，老人也觉得不舒服。反复练习几次，女儿已经准确掌握了要领。

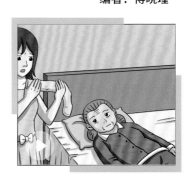

## 场景解析

医用弹力袜具有促进静脉血液回流心脏的功能，可以有效的缓解或改善下肢静脉和静脉瓣膜所承受的压力。正确地使用弹力袜，可以达到理想的保健效果。

## 解决方案

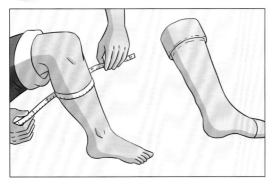

1 测量患者的小腿周径，选择合适型号的减压弹力袜

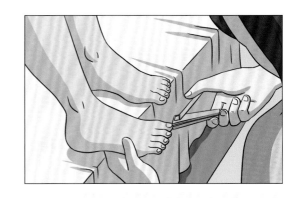

2 穿之前洗脚，修剪脚趾甲及老皮

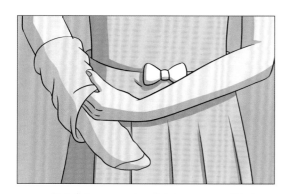

3 一只手伸进减压弹力袜筒内，捏住减压弹力袜头的足跟部，另一只手把减压弹力袜筒翻至弹力袜足跟部

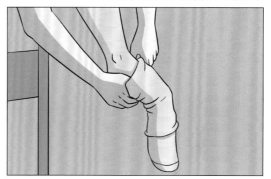

4 两手拇指撑在袜内侧，余四指抓紧减压弹力袜，把脚伸入袜内，四指与拇指把减压弹力袜拉向踝部，把袜跟置于正确位置

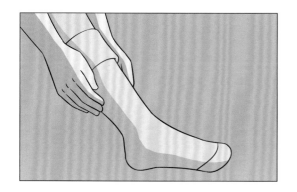

5 把袜子腿部循序往回翻并向上拉，穿好后将袜子贴身抚平

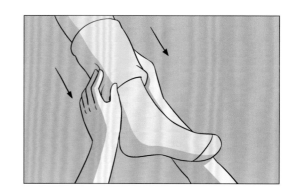

6 脱减压弹力袜时，手指协调抓紧弹力袜的内外侧，将弹力袜外翻，顺腿脱下

## 用好坐便器，如厕不再尴尬

**编者：常 红**

### 适用场景

老郑术后回家暂时还不能下床，排便也只能在床上用便器完成了。那么要如何做才能既保证不弄脏床，又可以让老郑舒适的排便呢？

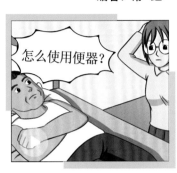

### 场景解析

使用便器时，应选择无破损便器，抬起患者腰骶部，不要强塞硬拉。必要时在便器边缘垫上纸或布垫，以防擦伤皮肤。另外，避免使用时间过长，压伤皮肤。

 解决方案

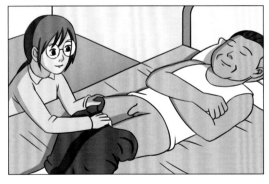

 患者取仰卧位，家属协助患者屈膝，并将裤子脱至膝盖

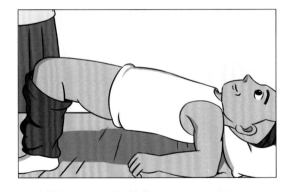

 对于可合作患者，家属用一只手托起患者腰骶部，嘱患者抬高臀部，另一只手将便器置于臀下，使便器开口向着患者足部

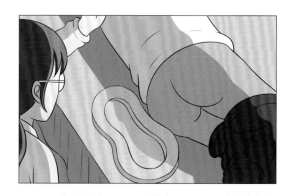

3 对于不能自主抬高臀部的患者，家属先帮助患者侧卧，放置便器后一只手扶住便器，另一只手帮助患者恢复平卧位

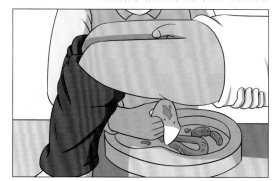

4 排泄完毕后，擦拭会阴及肛周皮肤，嘱患者双腿用力，将臀部抬起，家属一只手抬起患者腰骶部，另一只手抽出便器

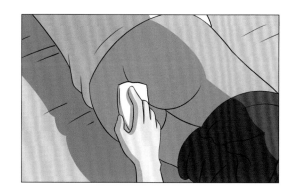

5 家属再次以湿巾清洁会阴及肛周皮肤，观察骶尾部皮肤是否干净

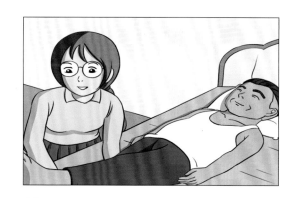

6 协助患者穿好裤子

家庭抗癌行动指导手册

# 27 灌肠，解决化疗后的便秘困扰

编者：常 红

## 适用场景

罗震化疗期间一直有便秘的问题，出院回家后情况变得更加严重了。3 天没有大便让罗震完全没有食欲，肚子也涨得浑圆。妻子决定，这个时候要出个大招了。这不，灌肠后罗震整个人都松弛下来了。

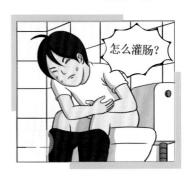

## 场景解析

化疗后便秘主要是因为止吐药抑制了正常的胃肠道蠕动，所以粪便排出的动力不足，在肠道内形成了蓄积和滞留。

 解决方案

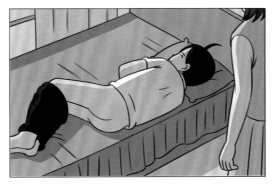

**1** 协助患者右侧卧位，双腿屈曲，裤子脱至膝部，臀部靠近床沿

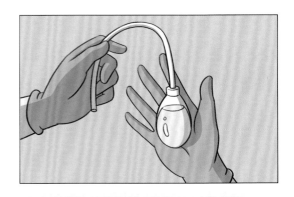

**2** 家属取出灌肠剂，并戴上一次性手套，检查灌肠剂肛管的完整性及光滑度，润滑肛管前端

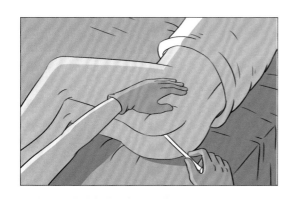

3 左手垫手纸分开臀裂露出肛门，右手将肛管轻轻插入 7～10cm，插管过程中嘱咐患者深呼吸

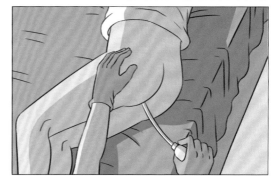

4 固定肛管，挤入灌肠剂

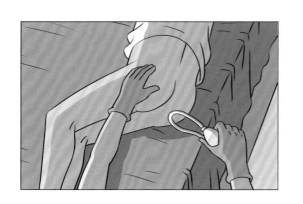

5 灌注完毕，夹闭或反折肛管，用手纸裹住肛管并取出

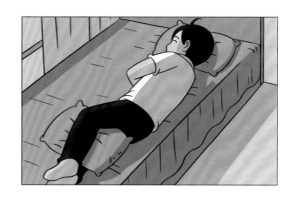

6 嘱患者保留 5～10 分钟后再排便

编者：傅晓瑾

## 适用场景

老郑大小便失禁期间，家人加强了臀部和大腿根部的皮肤护理。与此同时在护士的指导下，他们采取了更加积极的方法，这些措施有效的避免了失禁性皮炎的发生。老郑心里很温暖，他为有这样有爱的家庭深深的感到幸福。骤来实现的。

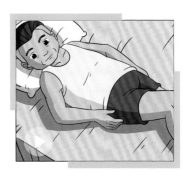

## 场景解析

失禁性皮炎预防的重点在于让刺激性的尿液和粪便远离皮肤，同时可以使用皮肤保护剂来帮助预防。目前国际上对于失禁性皮炎的防治，通常都是采取清洗、润肤和保护这三个步骤来实现的。

 解决方案

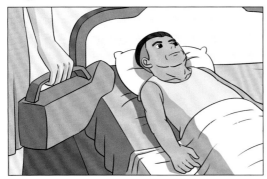

**1** 家属应每 2 小时提醒患者如厕或协助患者如厕，如使用尿壶、便盆等

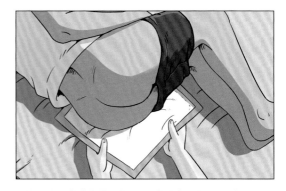

**2** 及时清理皮肤，保持皮肤的清洁干净。尽快更换看护垫或纸尿裤，避免皮肤受到浸泡刺激

·家庭抗癌行动指导手册·

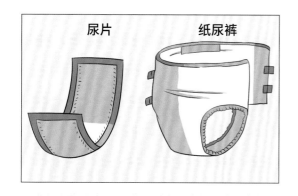

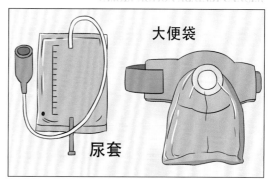

③ 使用具有吸收功能的产品，以辅助大小便的吸收，如尿布、尿片、纸尿裤、看护垫等

④ 优先选用非侵入型用具收集大小便，如男性患者使用尿套收集尿液，大便袋收集大便

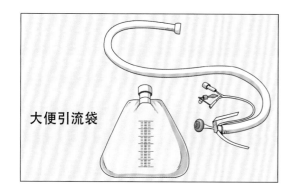

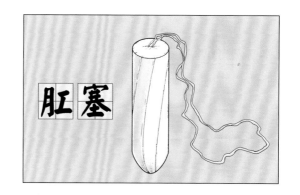

⑤ 使用大便袋无法有效收集或阻隔大便渗漏时，可选用大便引流袋

⑥ 非感染性大便失禁的患者，可使用肛塞封堵大便，定期开放排便

# 29 大小便失禁，皮肤护理要加强

编者：傅晓瑾

## 适用场景

老郑卧床期间发生大小便失禁，臀部皮肤看起来有些发红，家人看在眼里，疼在心里。老伴在护士指导下对老郑的皮肤小心地呵护，有爱人的陪伴和支持，老郑感觉好多了。

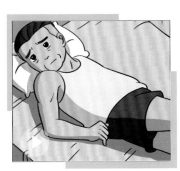

## 场景解析

对大小便失禁的患者应注意随时清洗，保持皮肤清洁干燥，避免发生感染和压疮，另外衣裤与尿垫勤洗勤换，尽可能地令患者感到舒适。

 解决方案

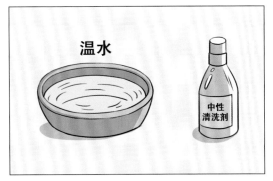

温水

中性清洗剂

1 患者每次接触大小便后，应尽早用温水或中性清洗剂进行皮肤清洁

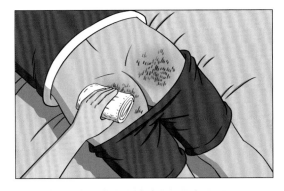

2 清洁皮肤时，尽量采用冲洗或轻压蘸拭的方法清洁，避免用力擦拭或刷洗，以免刺激皮肤

· 家庭抗癌行动指导手册 ·

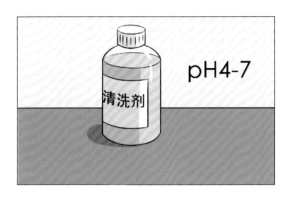

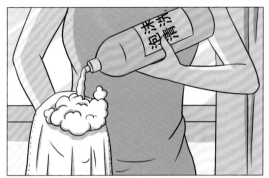

3 清洁产品宜选用 pH4～7 的中性或弱酸性的皮肤清洁产品

4 使用免冲洗的液体状或泡沫产品清洁皮肤，更能有效的维持皮肤健康，预防失禁性皮炎的发生

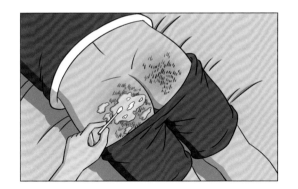

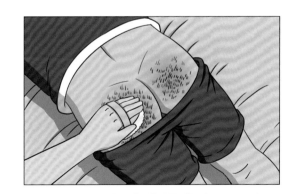

5 清洁后的皮肤可以涂抹保湿剂或润肤剂

6 如果皮肤出现糜烂合并疼痛时，可使用含有氧化锌成分的软膏或有可吸收作用的护肤粉涂抹于患处

# 五、让各种"管"和"袋"乖乖地听话

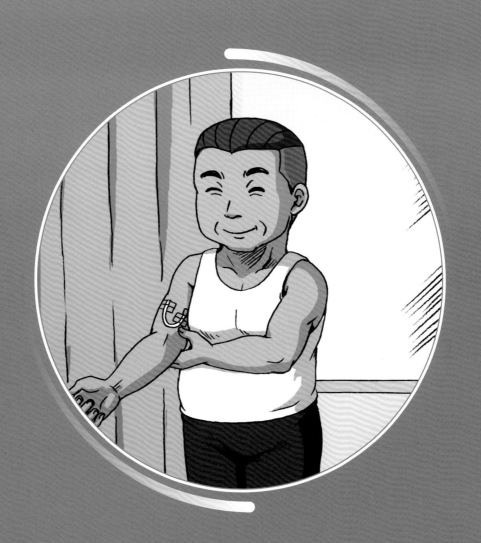

**编者：刘 洋**

## 适用场景

老郑经外周静脉穿刺的中心静脉导管（PICC）置管术后自己还是有点紧张，生怕管子脱落移位或者发生其他什么问题，日常生活里也处处小心谨慎。后来问护士要了这么一张清单，心里踏实多了。

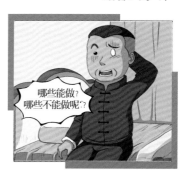

## 场景解析

PICC 置管后可以正常的吃饭、写字，以及做一般的煮饭、扫地等简单家务；可以淋浴但不准盆浴，避免拉拽导管，提重物和做剧烈运动。

 解决方案

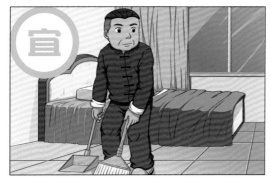

**1** 扫地

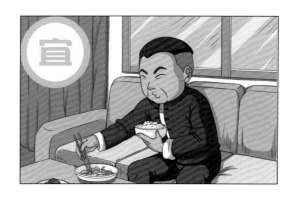

**2** 吃饭 、洗碗筷

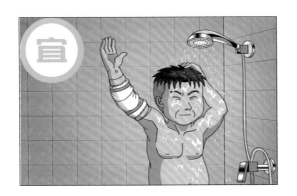

3 淋浴

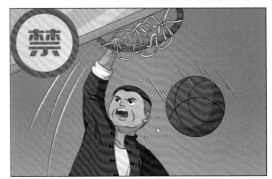

4 禁止剧烈运动

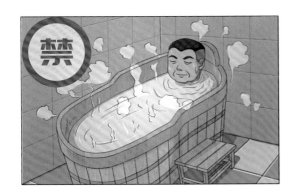

5 禁止泡澡

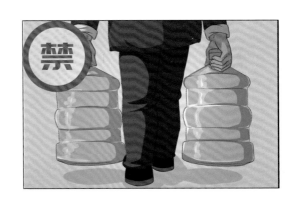

6 禁止提≥5kg 重物

# 31 测个臂围，留意静脉血栓

编者：刘 洋

## 适用场景

老郑肺癌 PICC 置管术后回家了。这两天觉得置管周围的手臂有点肿，他开始想可能是刚刚做完手术的原因。抬高手臂一段时间，效果并不明显。咨询主管护士才知道要测一下臂围，有可能发生了静脉血栓，这不老郑和妻子马上行动起来了。

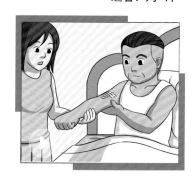

## 场景解析

若置管侧手臂发生水肿，测量臂围的结果比置管前增加超过 2cm，那么应及时去医院就诊，判断是否发生了上肢静脉血栓。

 解决方案

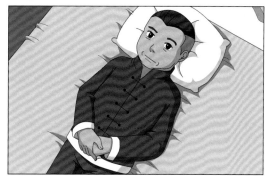

**1** 协助患者取舒适平卧位或半卧位

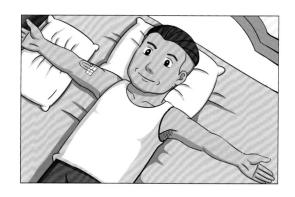

**2** 脱掉置管侧手臂衣物，充分暴露置管侧手臂，在手臂下垫小垫，使手臂外展呈 90°

家庭抗癌行动指导手册

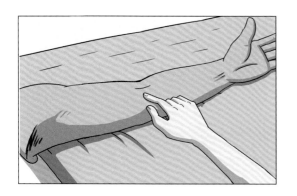

**3** 家属找到健侧手臂肘横纹

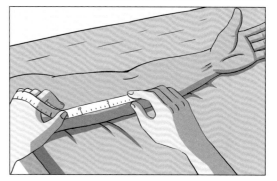

**4** 拿出皮尺，将 0 刻度线置于肘横线中点，垂直向上 10cm 处即需要测量的手臂周长处

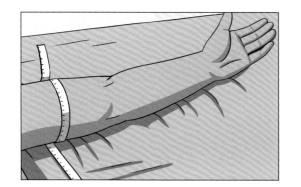

**5** 使用皮尺测量健侧手臂围，作为参考值

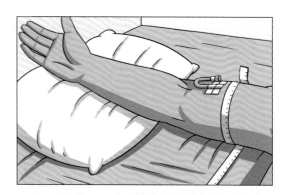

**6** 使用皮尺测量置管侧臂围，若臂围增加超过 2cm，预示着有血栓发生的可能，需要及时就医

# 32 给 PICC 置管的手臂消消肿

编者：刘洋

## 适用场景

老郑发现 PICC 置管侧手臂总是比另一只手臂要胖一点，握拳时也有轻微肿胀感。置管周围的皮肤看起来也有些红肿，触碰到的时候有疼痛感。老郑有点后悔，他想起来护士叮嘱他做的功课都没有做。

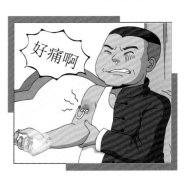

## 场景解析

PICC 主要的作用是为需要长期化疗的患者建立的输液通道。避免化疗药物对外周血管造成刺激，引起静脉炎或组织坏死。

 解决方案

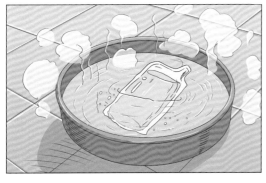

**1** 热敷 1：将密闭式的液体袋加热至 41 ℃左右

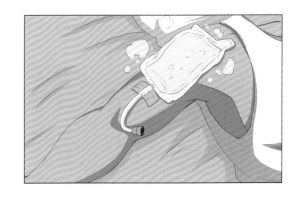

**2** 热敷 2：将密闭式的液体袋置于穿刺部位上方

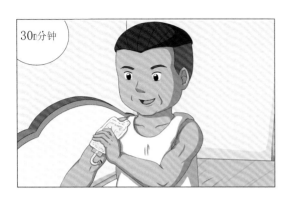

**3** 热敷 3：每天热敷 4 次，每次热敷 20 ～ 30 分钟，连续热敷 3 ～ 7 天

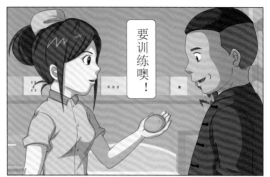

**4** 握力球锻炼 1：热敷间隔时进行握力球锻炼

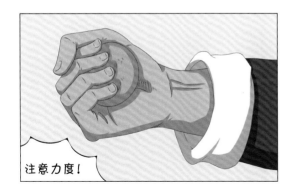

**5** 握力球锻炼 2：用力握球 5 ～ 10 秒，使球完全被挤压、变形，然后松开手，让球恢复到原来的形状，继续进行下组功能锻炼

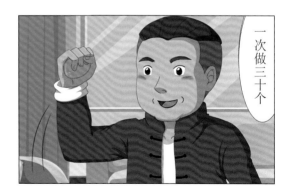

**6** 握力球锻炼 3：每天进行 4 组，每组 30 个，连续做 3 ～ 7 天

# 33 巧妙固定 PICC，告别剐蹭和疼痛困扰

编者：刘 洋

## 适用场景

老郑置管术后回家，他觉得 PICC 置管平时倒也算不麻烦，可是一到穿衣、脱衣的时候总是刮刮蹭蹭的，不方便不说，还真的挺痛的。幸好啊，护士教老郑一个小妙招，问题就这样解决了。

## 场景解析

PICC 置管应用过程中常因固定不牢、固定方法不当，而发生非计划性拔管或造成皮肤损伤。因此，导管使用过程中的正确固定尤为重要。

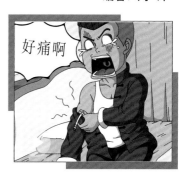

## 解决方案

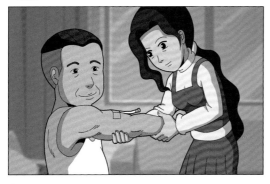

**1** 根据胳膊粗细，选择合适的保护网或新的女士丝袜

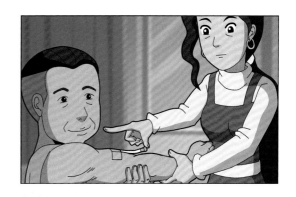

**2** 测量导管的长度

·家庭抗癌行动指导手册·

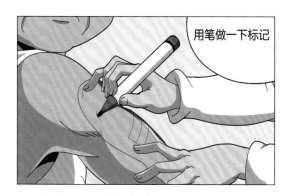

用笔做一下标记

**3** 根据上臂及导管长度，用笔在丝袜上做好标记，需将导管完全覆盖，上下各留有 5cm 左右长度

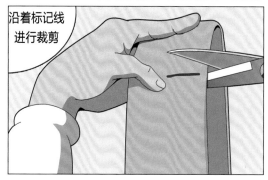

沿着标记线进行裁剪

**4** 沿着标记线进行剪裁

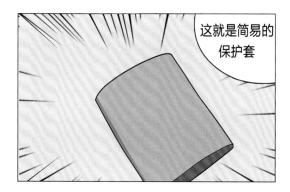

这就是简易的保护套

**5** 制作完成

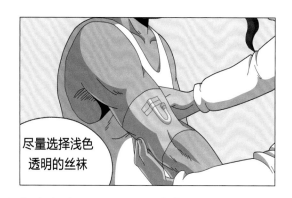

尽量选择浅色透明的丝袜

**6** 尽量选择浅色透明的丝袜，方便观察覆盖管路的情况

家庭抗癌行动指导手册

# 34 别担心，PICC 置管后也可以舒服地洗澡

编者：刘 洋

## 适用场景

老郑 PICC 置管术后安返回家，本想坚持一周换保护膜前再洗澡。但夏天实在是太热了，左思右想后，老郑拨通了护士的电话，原来即便是置了管，澡还是可以洗的，老郑迫不及待地去痛快了一下。

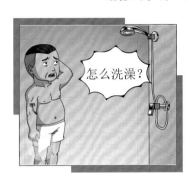

怎么洗澡？

## 场景解析

PICC 护理中，重要的一点就是当置管处贴膜发生潮湿、松动、污染，卷边等情况时要及时更换，但这并不意味着病友们不能淋浴。

 解决方案

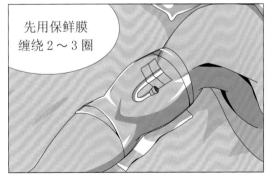

先用保鲜膜缠绕 2～3 圈

**1** 洗澡前使用淋浴保护膜覆盖粘贴，或用保鲜膜缠绕手臂 2～3 圈

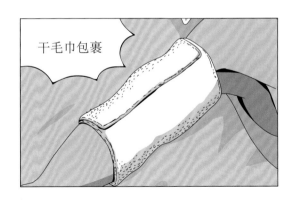

干毛巾包裹

**2** 保鲜膜外再用干毛巾包裹

家庭抗癌行动指导手册

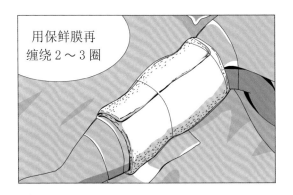

用保鲜膜再缠绕 2～3 圈

**3** 毛巾外再用保鲜膜缠绕 2～3 圈

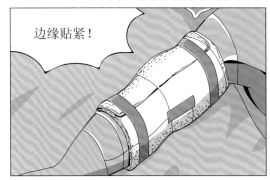

边缘贴紧！

**4** 保鲜膜上下边缘用胶布贴紧或用宽松紧带缠住

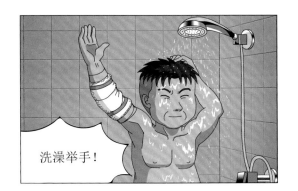

洗澡举手！

**5** 洗澡时，稍微举起置管手臂，以免打湿敷料

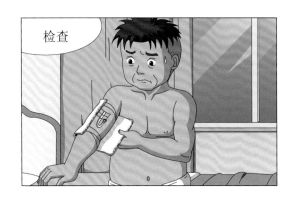

检查

**6** 洗澡后打开保鲜膜保护层，检查敷料有无打湿。如有打湿，及时到 PICC 门诊进行处理

## 35 牢记：PICC 置管术后，出现这些情况立即就医

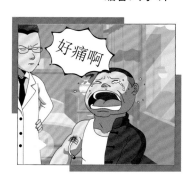

编者：刘 洋

### 适用场景

老郑前几天发现 PICC 置管处的手臂皮肤发红发热伴有肿痛。一开始老郑没放在心上，又过了几天，老郑感觉导管贴膜处疼痛加剧，还能看到渗液。这下他不敢大意了，马上赶往医院。医生告诉他，PICC 置管术后发现这些情况要马上过来。

### 场景解析

若 PICC 敷料有污染、大面积卷边、松脱或潮湿，导管体内部分滑出体外；或置管侧肿胀、疼痛、臂围增大 2cm 以上并有发热情况出现时，要及时到医院就医。

 **解决方案**

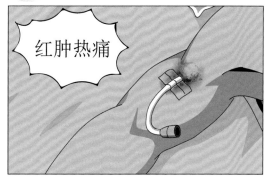

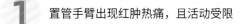

**1** 置管手臂出现红肿热痛，且活动受限

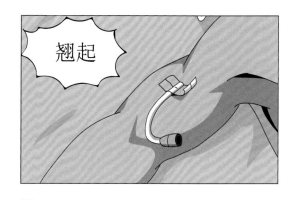

**2** 固定 PICC 的敷料出现潮湿、渗液、渗血、卷边、脱落及污染时

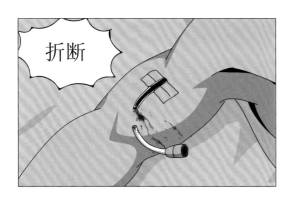

**3** PICC 出现回血、渗漏、脱出、滑入体内、导管断裂时

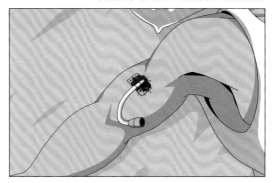

**4** PICC 穿刺部位持续出血不止时

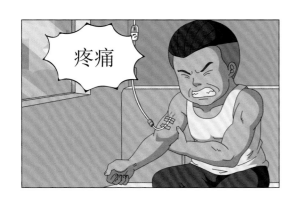

**5** 经 PICC 输液出现置管侧手臂疼痛、输液缓慢或不滴时

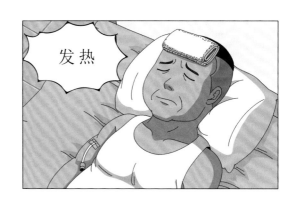

**6** 不明原因发热，且体温 >38 ℃

## 36 PICC 置管的病友，可以试试这个专用的保护膜

编者：刘 洋

### 适用场景

老郑后来了解到，原来还有专门的保护膜可以用，这样一来洗澡又多了一个选择了，现在很多事情都有人为咱这些病友想得很周到。

### 场景解析

PICC 置管术后可以淋浴，但是水不能正对置管侧手臂冲洗，贴膜的位置要避免被水打湿。

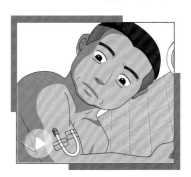

 解决方案

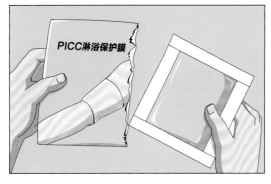

**1** 将 PICC 淋浴保护膜的包装打开，取出 PICC 淋浴保护膜，检查有无破损

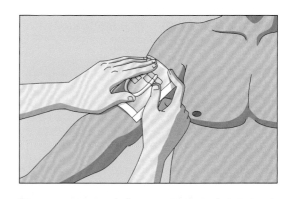

**2** 粘贴上方：去除 PICC 淋浴保护膜粘胶处上方背衬纸进行粘贴

家庭抗癌行动指导手册

90

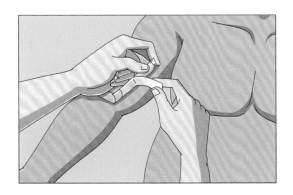

**3** 粘贴右侧：去除 PICC 淋浴保护膜粘胶处右侧的背衬纸，进行粘贴

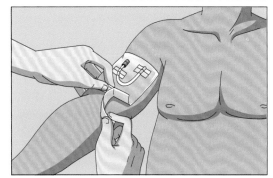

**4** 粘贴下方：去除 PICC 淋浴保护膜粘胶处下方的背衬纸，进行粘贴

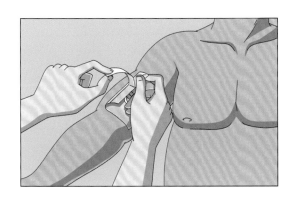

**5** 粘贴左侧：去除 PICC 淋浴保护膜粘胶处左侧的背衬纸，进行粘贴

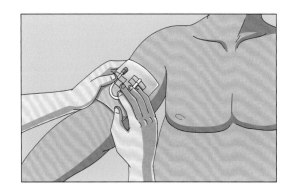

**6** 将 PICC 淋浴保护膜完全覆盖于 PICC 透明敷料上，检查有无漏气，开始淋浴

# 37 胃造瘘病友，舒舒服服地睡一觉吧

编者：傅晓瑾

## 适用场景

顾阿姨带着胃造瘘管遇到了新麻烦，老人家晚上总是睡不踏实：总是担心压到管子或者不小心造瘘管脱落出来，还有胃里的食物会不会被挤出来。护士的几个小建议就解决了问题，现在可以踏踏实实地休息了。

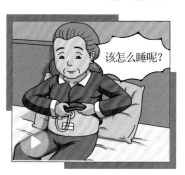

## 场景解析

胃造瘘术后，侧躺可以有效缓解腹壁的压力，防止管路打折或受压。

 解决方案

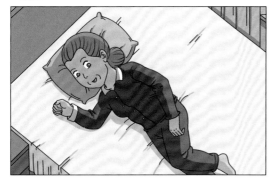

**1** 睡姿最好是侧位，家属协助患者采取舒适的侧卧位

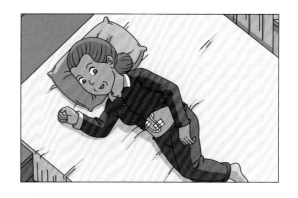

**2** 保证造瘘管不要打折或受压，臀部稍后呈 30°～ 60° 侧位

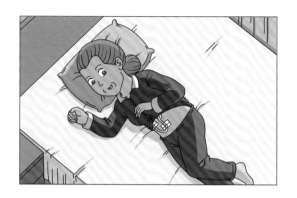

**3** 两臂屈肘，一只手放于枕旁，另一只手放在胸前

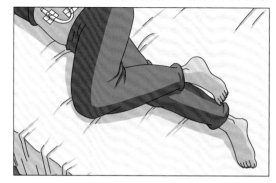

**4** 下腿稍伸直，上腿弯曲，减少腹部张力

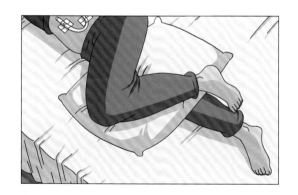

**5** 在两膝间垫上软枕，增加舒适感

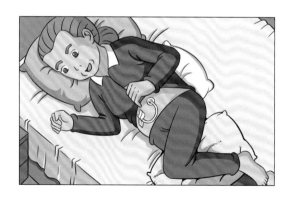

**6** 腰背部垫上软枕支撑背部，以保持侧卧的稳定性

# 38 胃管脱出？别慌乱，这件事要做好

编者：常 红

## 适用场景

顾阿姨胃癌术后出院了，出院前护士嘱咐鼻腔插入的胃管一定要拿胶布粘贴固定好，不要脱出来，但顾阿姨第二天洗脸时，弄湿了胶布，导致胃管松动，脱出 5～6cm，一时间顾阿姨慌了神儿，幸好，女儿就在身边。

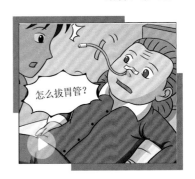

## 场景解析

插胃管的作用主要是减轻胃肠的压力，防止术后发生胃部吻合口瘘。

 **解决方案**

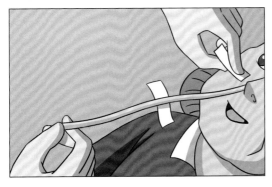

**1** 轻轻揭去鼻翼处固定胃管的胶布

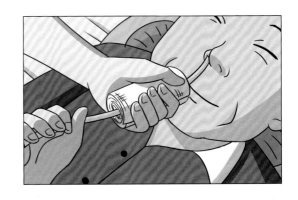

**2** 用纱布包裹近鼻孔处的胃管，边拔边用纱布擦胃管

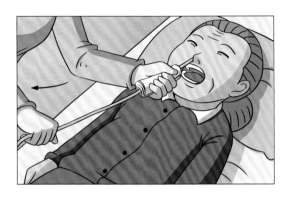

**3** 到近咽喉处时告诉患者"屏气"，并迅速将胃管拔出，以免液体滴入气管

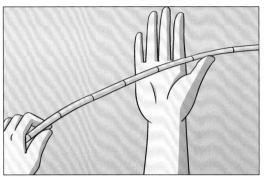

**4** 拔出后检查胃管的完整性，防止胃管残留在胃内

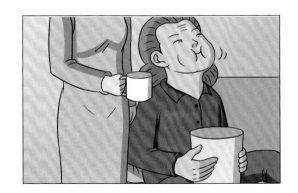

**5** 协助患者漱口

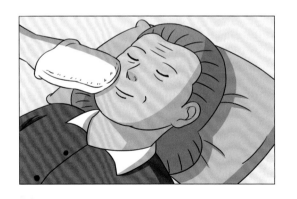

**6** 清洁患者的口鼻、面部，擦去胶布痕迹

# 39 导尿管的防脱小窍门

编者：王 威

## 适用场景

因为前列腺肥大老郑术后排尿有点困难，老郑带着导尿管出院了。觉得老郑有的时候有点马马虎虎的，关于尿管的问题，护士专门给他写了一个"四不准"。

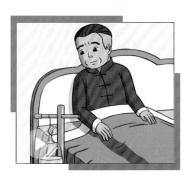

## 场景解析

尿管脱出的原因可能是气囊内注水过少，或者气囊破裂所导致的。作为患者，我们要在日常生活中注意尿管的固定，保证管路不打折、脱出，活动时不牵扯。

 ## 解决方案

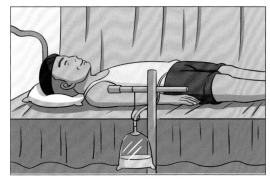

**1** 活动、变换体位或睡觉时，要关注尿管及尿袋的位置摆放，应固定在身上或床上

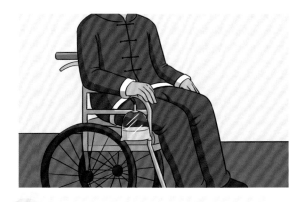

**2** 坐轮椅时，家属要固定好尿袋，以免轱辘碾压损坏尿袋，导致漏尿的发生

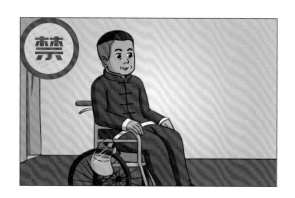

3 坐轮椅时应注意避免出现尿管及尿袋剐蹭，以免脱管，而且尿管气囊破裂还会损伤后尿道，从而造成出血

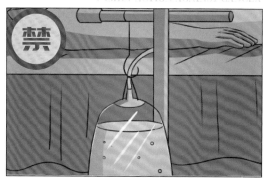

4 尿袋不要储留过多尿液，以免尿袋损坏或固定不好而脱管

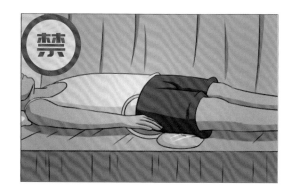

5 起床活动、坐轮椅及睡觉时，避免尿管及尿袋压在身下或打折，以免尿管引流不通畅，使尿液从尿道口溢出而流不到尿袋中

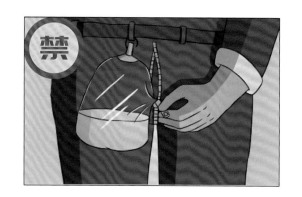

6 穿带拉链的裤子时，要注意避免损坏尿袋而造成漏尿

# 40 避免导尿管引起的尿路感染，这些你应该了解

编者：王 威

## 适用场景

除了上一篇提到的预防尿管脱落的"四不准"，护士还提醒老郑，一定要注意预防尿管阻塞和尿路感染！老郑心里想：咱这些医护人员想得真周到！

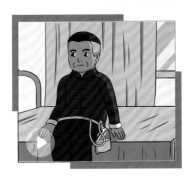

## 场景解析

避免尿路感染或尿管阻塞，务必维持水分摄入，每天至少 2000ml，以增加排尿量，每天尿量至少 1500ml。每天用 0.5% 聚维酮碘擦拭尿道口，定期更换尿袋。当发现尿液混浊、沉淀、有结晶时，应及时通知医生进行处理，进行尿常规检查。

 ## 解决方案

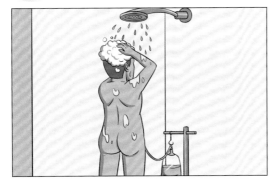

**1** 每天沐浴或清洗会阴

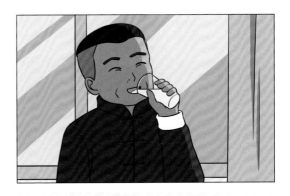

**2** 每天饮水量需达到 2000 ～ 3000ml，白天和夜晚均需要饮水，防止尿路感染、尿碱及血块堵塞导管

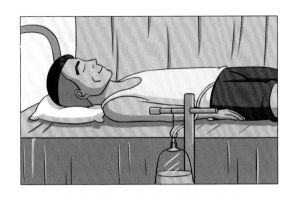

**3** 非抗反流尿袋摆放时要低于尿道外口，防止尿液反流而发生感染；抗反流尿袋摆放的位置没有特殊要求

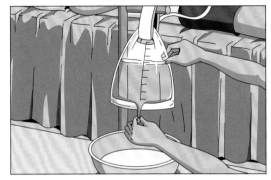

**4** 尿袋内小便量超过一半时应及时倒掉，倒尿前后洗手，并避免尿袋出口碰到盛尿容器或接触地面

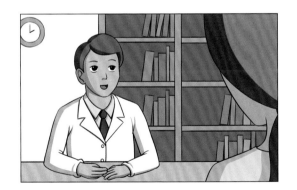

**5** 出院时询问医生或护士何时复诊、拔除尿管或更换尿管

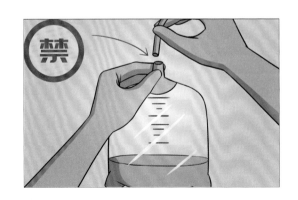

**6** 禁止打开导尿管与尿袋的连接，保持严密

# 41 熟能生巧，造口袋更换的动作要领你能掌握

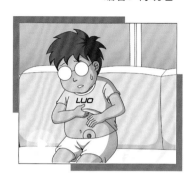

编者：傅晓瑾

## 适用场景

小宇直肠癌术后需要长期佩戴造口袋，出院前护士特意给他演示了一遍。这看起来挺简单的，可真的做起来还是手忙脚乱不得要领。最后小宇把这个过程总结成一个十步口诀，这，再也不乱了！

## 场景解析

据《中国肠造口护理指导意见 2013 版》建议：造口袋术后早期隔天更换一次，后期底盘中心变白超过 1cm 时则需要更换。康复期更换时间为使用 3～5 天后，一般不超过 7 天。

## 解决方案

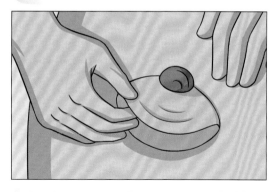

**1** 用一只手按住皮肤，另一只手缓慢轻柔地自上而下地揭除底盘

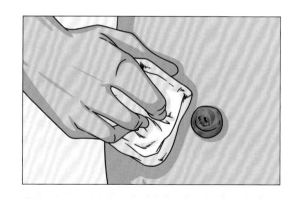

**2** 用生理盐水或温水清洗造口及周围皮肤，保持造口及周围皮肤的清洁和干燥

家庭抗癌行动指导手册

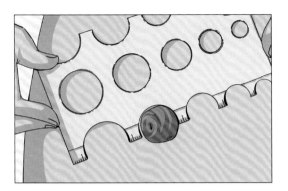

3 使用造口卡尺测量造口大小，选择适合的造口底盘

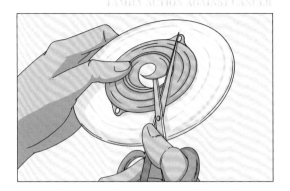

4 根据测量造口的大小，在造口底盘上剪出大于造口 1mm 的开口，用手将顺造口内侧毛糙缘，防止对造口的刺激

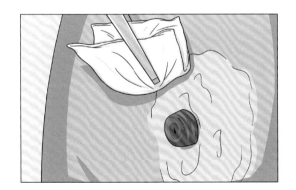

5 将造口保护粉均匀地涂抹在皮肤上，再喷一层皮肤保护膜静置 15 秒待干

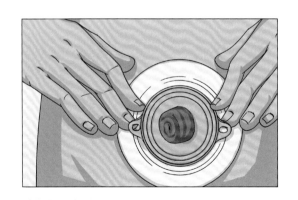

6 把造口底盘由下向上紧密地贴在皮肤上

# 42 预防造口狭窄，扩肛这件事不能犯懒

编者：傅晓瑾

## 适用场景

小宇造口术后回家时间不长，虽然日常佩戴造口袋开始确实不太习惯，但是小宇已经从心里接受这个新朋友了。"以后我们就要一起互相陪伴了，我会照顾好你的伙计"，小宇一边自言自语，一边按照医生的要求做着扩肛护理。

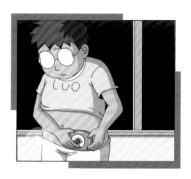

## 场景解析

术后扩肛不仅有助于促进胃肠蠕动，还可防止皮肤黏膜分离愈合过程中出现造口回缩。

 解决方案

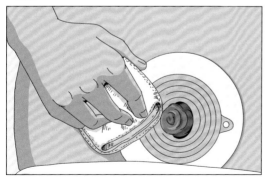

**1** 取下造口袋，使用生理盐水将造口周围清洗干净，用干净毛巾擦干

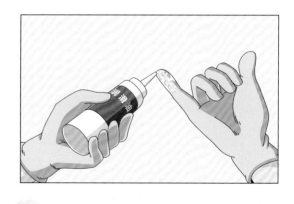

**2** 戴上一次性 PE 手套，小指涂上润滑油

·家庭抗癌行动指导手册·

102

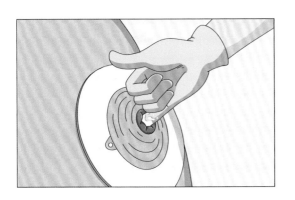

**3** 将小指轻轻插入人工肛门内 4cm 左右，每次 2～5 分钟，每天 1～2 次

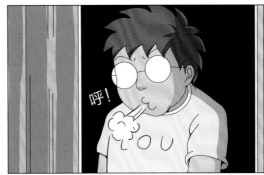

**4** 扩肛时嘱患者呼气，防止腹压增加引起腹部不适

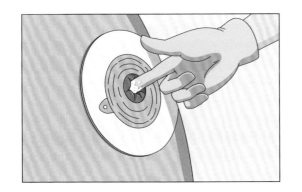

**5** 待患者习惯后慢慢改用示指扩张肠造口

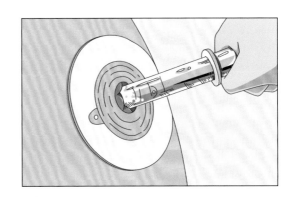

**6** 如果造口比较平或凹陷，建议使用扩肛棒

家庭抗癌行动指导手册

# 43 造口病友，安心享受洗澡的时光

编者：傅晓瑾

## 适用场景

小宇造口术后已经两个月了，熟练和规范的操作让他每天都能如愿安心的享受淋浴时光，他对生活的看法也越来越积极了。

## 场景解析

手术后不管有没有造口袋，都可以淋浴。淋浴的时候不需要去遮住造口袋，水不会进入造口。尽量选择胃肠功能不活跃的时候进行，如每天早晨。

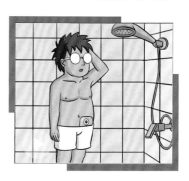

 解决方案

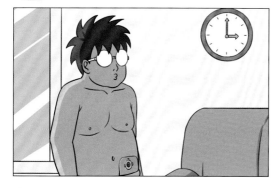

**1** 沐浴时间：选择在排便少的时间段

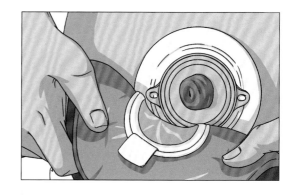

**2** 淋浴前：取下造口袋

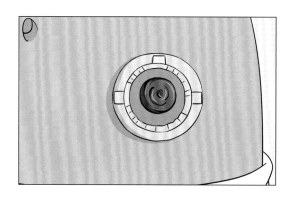

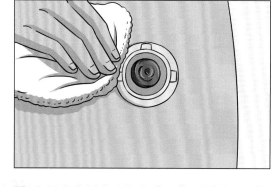

**3** 淋浴前：使用防水胶布或保鲜膜贴在造口袋底盘四周，以免淋浴时水渗入底盘

**4** 淋浴时：清洗造口周围皮肤时，应使用弱碱性沐浴液，同时保持动作轻柔

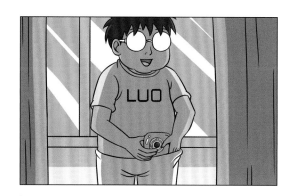

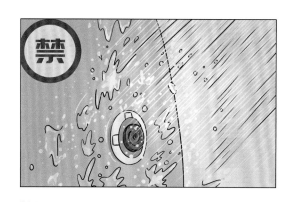

**5** 沐浴后：更换新的造口袋

**6** 淋浴时：水温不宜过高，花洒不宜直接冲击造口底盘边缘

# 六、皮肤问题的护理诀窍

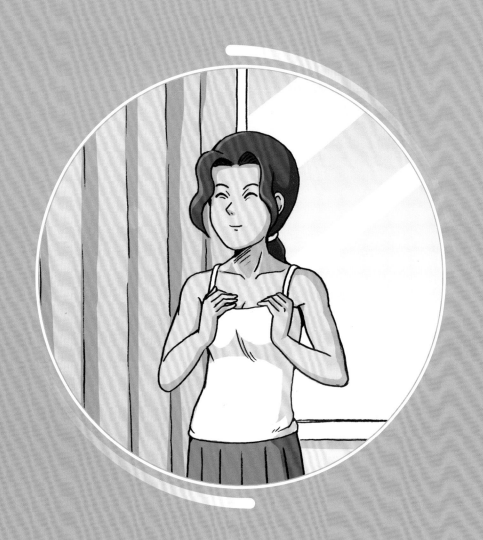

# 44 别让皮炎影响了心情和睡眠

编者：尤渺宁

## 适用场景

珍姐感觉放疗过程中照射部位的皮肤非常干燥，用了一些润肤乳也没什么效果。干燥的的皮肤还有点发白脱屑，像皮炎一样。晚上甚至会感觉瘙痒难耐，难以入睡。什么也不能阻止我好好的休息！珍姐立刻联系护士。

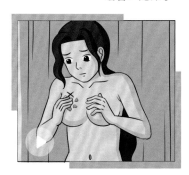

## 场景解析

放射性皮炎是放疗带来的最常见的组织损伤，约 95%的肿瘤放疗患者会发生放射性皮炎。临床表现为局部红斑和水肿、皮肤脱屑，红斑一般出现在放疗的 2～3 周，表现为皮肤瘙痒。

 解决方案

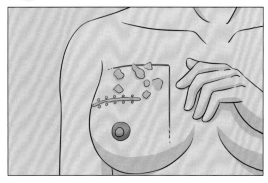

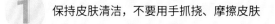

**1** 保持皮肤清洁，不要用手抓挠、摩擦皮肤

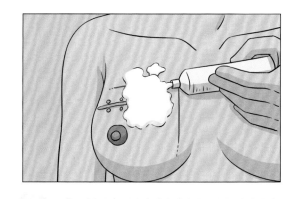

**2** 局部皮肤使用乳膏类药物外涂，如三乙醇胺乳膏（比亚芬）

·家庭抗癌行动指导手册·

108

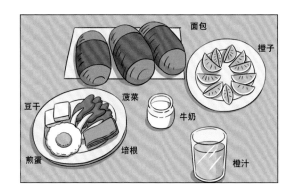

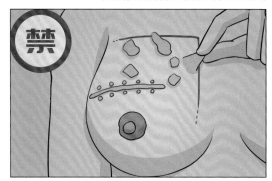

**3** 进食高蛋白、高热量、易消化的食物，以增加体力及免疫功能

**4** 皮肤脱屑切忌用手撕拔，避免感染

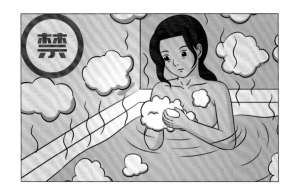

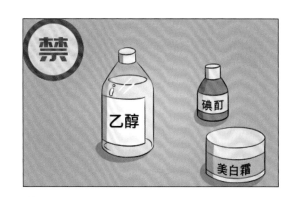

**5** 局部皮肤禁用肥皂擦洗或热水浸浴，避免冷热刺激，如热敷、冰敷等

**6** 局部皮肤禁用乙醇、碘酊等消毒剂，以及化妆品和有刺激的药膏

家庭抗癌行动指导手册

# 45 放射野皮肤如何保护

编者：尤渺宁

## 适用场景

珍姐局部放疗期间，觉得自己的皮肤明显变得干燥脱皮，严重时还会感觉疼痛。护士查房时告诉珍姐，一定要在放疗期间保护好放射野的皮肤，不然有可能还会出现感染延误治疗。珍姐是个执行力很强的人，立刻采取行动。

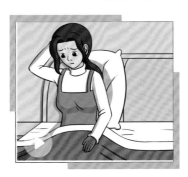

## 场景解析

放疗照射区皮肤比较脆弱，皮肤屏障功能较差，对外界刺激比较敏感。因此，肿瘤放疗的病友需要格外注意照射区皮肤的护理。

## ✅ 解决方案

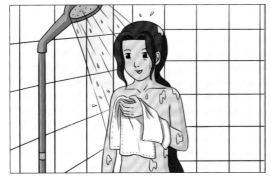

**1** 洗澡时应使用温水，选择柔软的毛巾，避免受到强热和冷的刺激

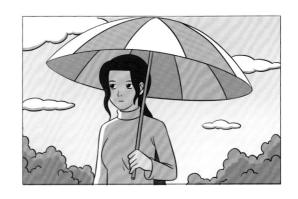

**2** 放疗期间患者应穿宽松、柔软、吸水性强、穿脱方便的衣物，注意防晒

家庭抗癌行动指导手册
FAMILY ACTION AGAINST CANCER

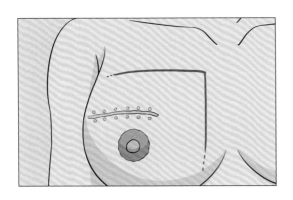

3 保持照射野标记的清晰，当标记模糊时要及时告知医生

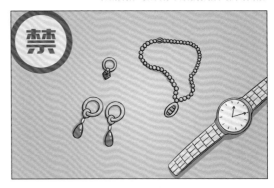

4 放疗前应摘除金属物品，如项链、耳环、手表、钥匙等，以免增加射线的吸收，加重皮肤的损伤

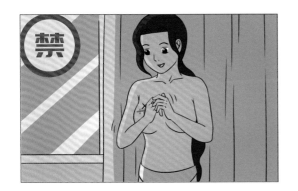

5 保持放疗区皮肤的清洁干燥，不要用手抓、挠，防止皮肤破损，预防感染

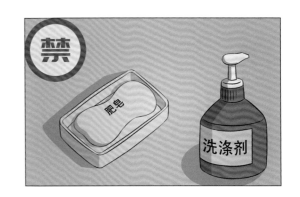

6 禁用刺激性的化学物品，如肥皂、沐浴液、乙醇等，女性患者不能涂化妆品

编者：尤渺宁

## 适用场景

珍姐口服卡培他滨治疗 2 个周期后，发现自己的皮肤这段时间变得非常脆弱。皮肤出现轻微的脱屑和红斑，感觉像是皮炎一样。有时候还伴有轻微的灼烧感和针刺感，但日常活动不受影响。经诊断为 1 级手足综合征。那么在家中应该如何护理呢？哪些可以做？哪些不能呢？

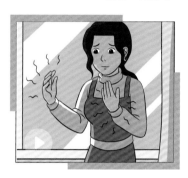

## 场景解析

手足综合征为化疗药物引起的一种皮肤毒副作用，主要的临床表现为手掌和脚掌皮肤发红、肿胀、刺痛或灼热感、触痛及皮疹，并有行走和抓物困难。

 解决方案

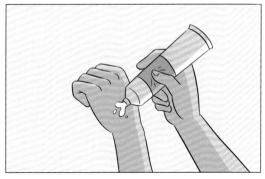

**1** 保持手足皮肤湿润，可以使用保湿的护手霜，如凡士林、绵羊油等

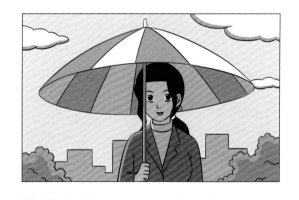

**2** 外出时注意防晒，避免在阳光下暴晒

112

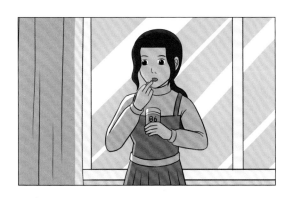

3 手足疼痛严重影响生活质量者，可在医生指导下口服止痛药

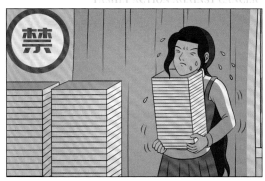

4 尽量避免手部和足部的摩擦和受压，避免剧烈的运动和体力劳动

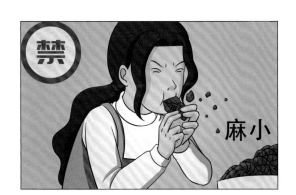

5 饮食上避免进食辛辣、刺激性食物

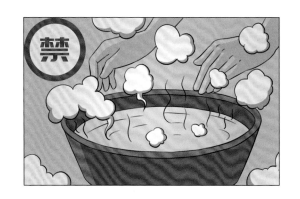

6 避免手部和足部接触高温物品，如洗碗碟、泡脚，预防烫伤

家庭抗癌行动指导手册

# 化疗后出现 2 级手足综合征，这些要知道

编者：尤渺宁

## 适用场景

珍姐口服卡培他滨治疗 3 个周期后，皮肤状况越发的严重，出现了双手的麻木和疼痛性红斑，已经对日常生活产生了轻微的影响，如材质稍硬的衣物穿在身上有时都使她感到疼痛。目前皮肤表面相对完整，经诊断为 2 级手足综合征。在这种情况下家中应该如何护理？注意什么呢？

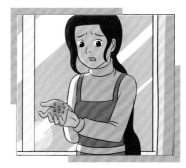

## 场景解析

手足综合征为化疗药物引起的一种皮肤毒副作用，严重时还会出现水痘、皮肤皲裂或表皮脱落、水疱、溃疡、剧烈疼痛、腐烂或全层皮肤坏死。

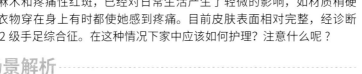 解决方案

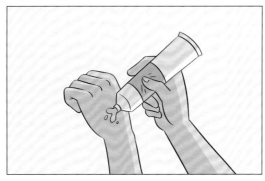

**1** 及时修剪较长的指甲，并使用保湿护手霜，以保持手足皮肤湿润

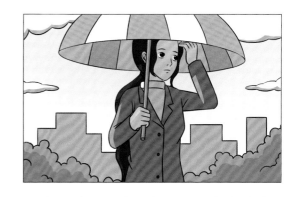

**2** 外出时注意防晒，避免在阳光下暴晒

家庭抗癌行动指导手册

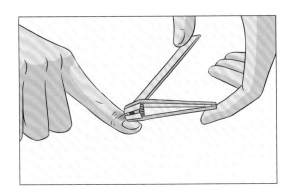

**3** 避免撕扯指端脱皮，可用消毒的指甲剪剪去掀起的部分，避免感染

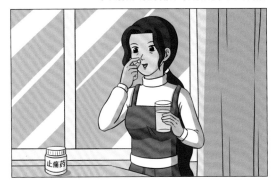

**4** 手足疼痛严重影响生活质量者，可在医生指导下口服止痛药

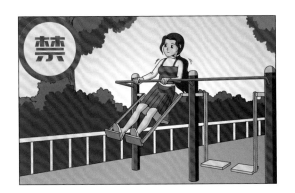

**5** 尽量避免手部和足部的摩擦和受压，避免长时间行走

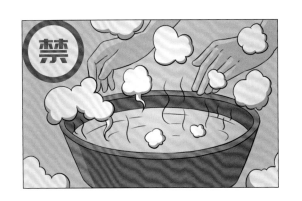

**6** 避免手部和足部接触高温物品，如洗碗碟、泡脚，预防烫伤

# 48 化疗后出现 3 级手足综合征，这些要知道

编者：尤渺宁

## 适用场景

珍姐口服卡培他滨治疗 4 个周期后，产生了紧张烦躁的情绪，皮肤手脚出现溃疡和水疱，不仅让她觉得疼痛难忍，形象上的改变更加让她无法接受。此时，情绪上的改变也非常明显，严重时她已经无法从事正常活动。确诊为 3 级手足综合征的珍姐在家中应该如何护理？

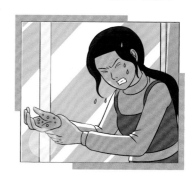

## 场景解析

手足综合征为化疗药物引起的一种皮肤毒副作用，临床表现通常是双侧、对称的，很少有单侧手足综合征。常表现为组织破坏，合并水疱、水肿、脱屑、出血等。

 解决方案

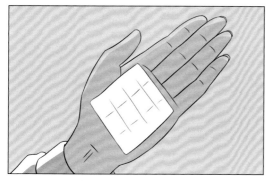

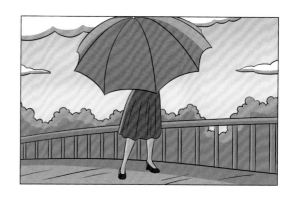

**1** 水疱较大时，应给予局部功能性敷料保护，以防止水疱破裂。如水疱发生破裂，应给予清洁换药处理，直至创面愈合

**2** 外出时注意防晒，避免阳光暴晒

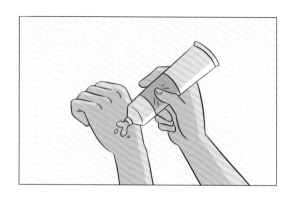

**3** 保持手足皮肤湿润，可以使用保湿的护手霜，如凡士林、绵羊油等

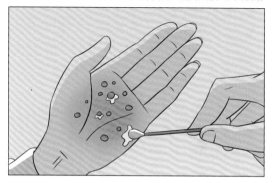

**4** 手掌及脚掌皲裂伴渗液时，遵医嘱给予局部外用药物对症处理

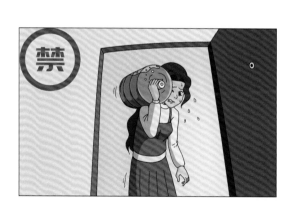

**5** 尽量避免手部和足部的摩擦和受压，避免激烈的运动和体力劳动

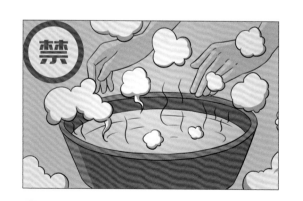

**6** 避免手部和足部接触高温物品，如洗碗碟、泡脚，预防烫伤

## 49 手术切口出血？这些办法很实用

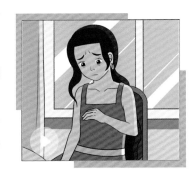

编者：傅晓瑾

### 适用场景

珍姐今天睡醒发现衣服上有血迹，仔细查看发现手术切口的位置有渗血。她急忙用手压住，家属也赶紧拍了照片发给了医生。医生说不用紧张，在家处理一下就可以啦。珍姐的妹妹不慌不忙地完成了下面的操作，然后再次联系医生。

### 场景解析

出血是乳腺癌术后常见的并发症之一，主要可能与患者的凝血功能及创面是否引流完全充分有关。

 解决方案

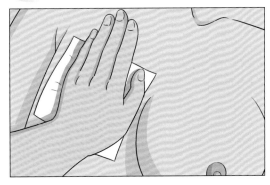

**1** 立即使用无菌纱布压迫出血部位 10 ～ 15 分钟

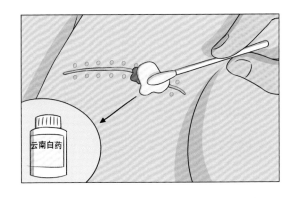

**2** 使用无菌棉签蘸取云南白药涂抹伤口，予以止血

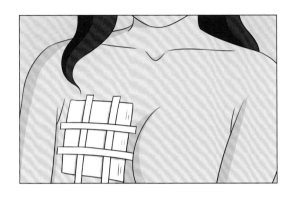

**3** 伤口使用无菌纱布进行合理包扎，
避免磕碰

**4** 包扎后冰敷患处，收缩血管，减少出血

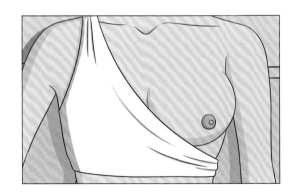

**5** 适度加压包扎

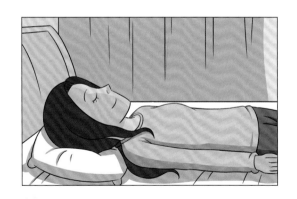

**6** 平卧休息，放松紧张情绪

# 50 不让癌性伤口的异味影响心情

编者：傅晓瑾

## 适用场景

老张头部鳞状细胞癌放疗后，最近家属发现在老张身边总能隐约闻到有些腐烂的臭味。找了半天，发现头部的伤口处有点渗液，靠近一闻，果真是这里的味道。老伴想，这个问题要解决，不然老张肯定不愿意出门儿。

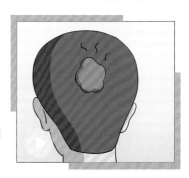

## 场景解析

恶性肿瘤伤口是指原发性或转移性恶性肿瘤浸润所致的皮肤损伤，累及周围组织、血管及淋巴管，可发生于身体的任何部位。特征为出血、疼痛、恶臭、大量分泌物，其渗液与异味是影响患者心理和生活的主要原因。

 解决方案

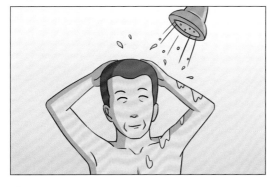

1 定期洗澡，花洒冲洗肿瘤伤口，减少分泌物的留存

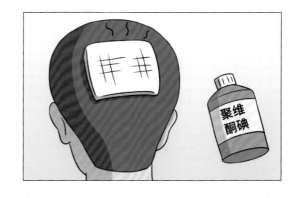

2 使用聚维酮碘湿敷伤口，以减少臭味

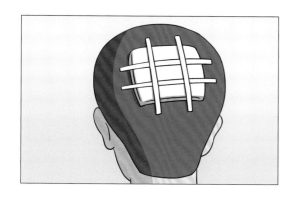

3　大量纱布包扎肿瘤伤口，隔离味道

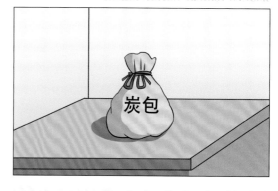

4　家里准备炭包，吸附异味

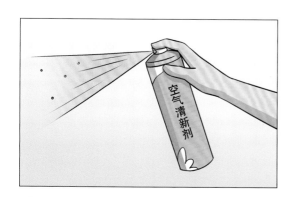

5　使用空气清新剂，遮盖臭味

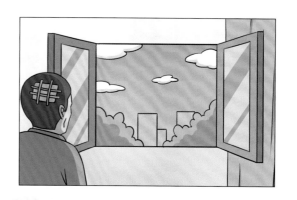

6　经常开窗通风，勤更换衣物

# 七、翻身和转运

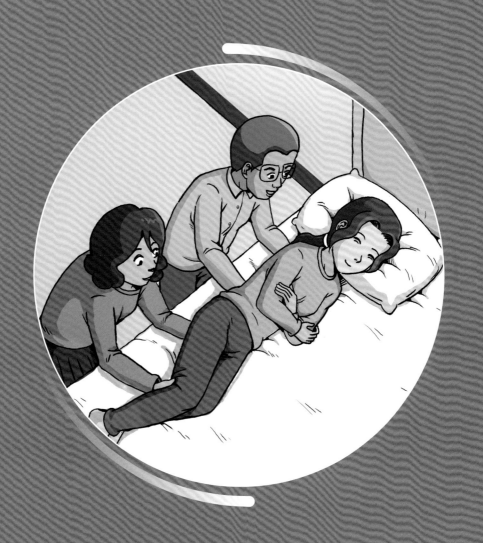

## 51

## 把简单的事情做正确，帮患者从床上坐到轮椅上

编者：常 红

### 适用场景

家属每次要扶着顾阿姨坐上轮椅的时候，看着顾阿姨身上的管路都会发愁，要怎么在保护好顾阿姨安全的同时，又不拖拽到管路，还能帮助顾阿姨坐上轮椅？

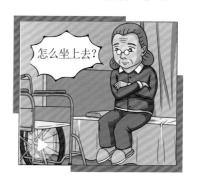

怎么坐上去？

### 场景解析

搬运时的关键在于，在搬运前一定要固定好轮椅，避免轮椅产生滑动，摔伤患者。

 解决方案

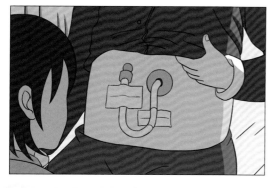

**1** 如果患者带有管路，挪动前应检查管路情况和轮椅性能

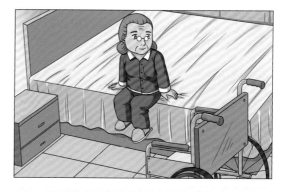

**2** 推轮椅至患者床旁，移开障碍物，确认病床固定；椅背和床尾平齐，面向床头，固定轮椅，收起脚踏板

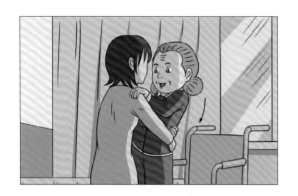

**3** 家属扶患者缓慢坐起，移至床边，穿好鞋，面向患者，使患者的手放置于家属的肩部，家属将手放置于患者腰部或腋下

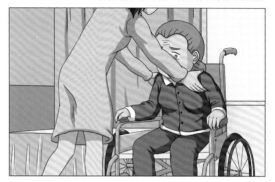

**4** 家属协助患者转身，坐入轮椅中

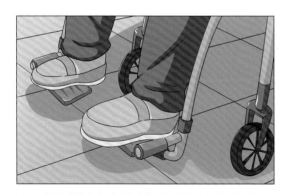

**5** 放下脚踏板，将患者双脚置于脚踏板上，嘱咐患者双手扶住轮椅扶手，尽量靠近椅背坐稳，必要时系好安全带

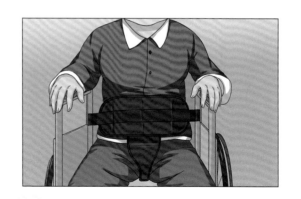

**6** 检查患者管路，妥善固定

## 52

## 把简单的事情做正确，帮患者从轮椅转移到床上

编者：常 红

### 适用场景

顾阿姨的家属很聪明，在熟练掌握了从床上把患者扶上轮椅的技巧后，从轮椅到床上的步骤就变得很简单了。

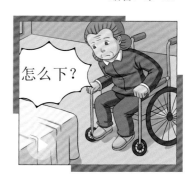

### 场景解析

在搬运过程中要注意动作轻柔，不要抻拉到患者身上的管路。

 解决方案

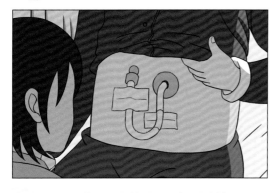

**1** 家属检查患者的管路情况

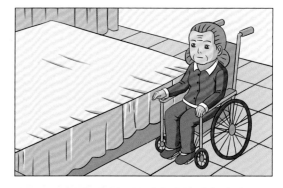

**2** 家属推轮椅至患者床旁，移开障碍物，确认病床固定。椅背和床尾平齐，患者面向床头，固定轮椅

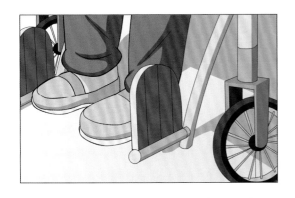

3 翻起脚踏板，将患者双脚置于地上，嘱患者双手扶助轮椅扶手

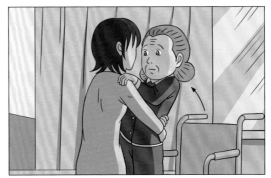

4 扶患者缓慢站起，操作者给予适当的保护，面向患者，使患者的手放置于操作者的肩部，操作者将手放置于患者腰部或腋下

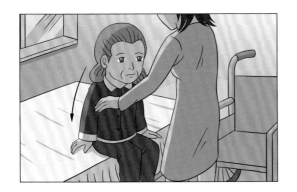

5 协助患者转身、坐于床上

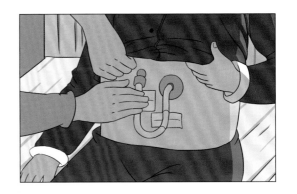

6 检查患者管路，妥善固定

编者：常 红

## 适用场景

顾阿姨术后回家卧床休养，因为病情原因，她经常感觉下肢无力，常常感觉要跌到。不过顾阿姨的上肢可以活动自如，而且体重较轻（BMI<18.5），家属如何帮助患者下床？

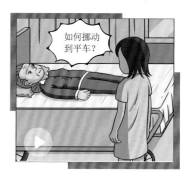

## 场景解析

搬运时，动作轻稳，协调一致，尽量使患者的身体靠近搬运者。

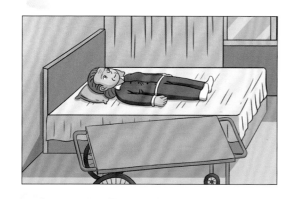

**1** 平车头端与床尾呈钝角，固定平车

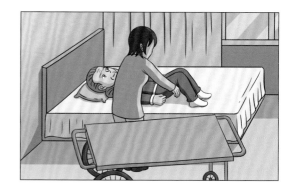

**2** 家属协助患者屈膝

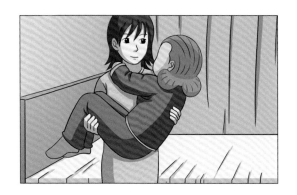

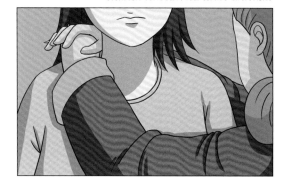

**3** 家属一只手臂自患者颈肩部伸至对侧腋下，另一只手臂伸入患者大腿下，抱起患者

**4** 将患者双臂交叉于搬运者颈后

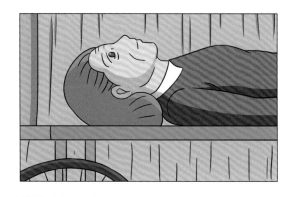

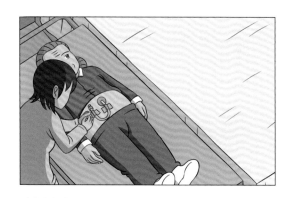

**5** 抱起患者卧于平车上

**6** 取舒适卧位，妥善固定各引流管路

编者：常 红

## 适用场景

老郑术后出院回家，医生嘱咐他卧床休养，暂时不要下床，老郑的体重在正常范围内。今天医生通知家属去医院复查，家属发愁不知道要怎么搬运老郑下床？

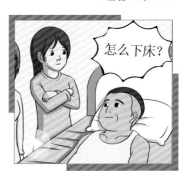

## 场景解析

搬运的目的是帮助不能行走但能坐起的患者入院、出院、检查、治疗或室外活动。

 ## 解决方案

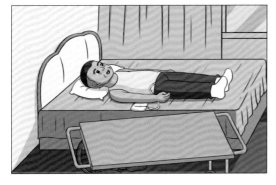

**1** 平车头端与床尾呈钝角，固定平车

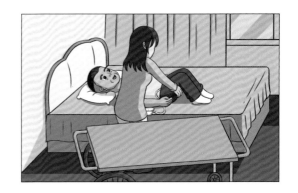

**2** 家属协助患者屈膝

·家庭抗癌行动指导手册·

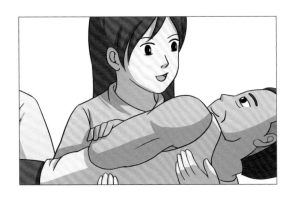

**3** A 家属一只手托住患者颈肩部，另一只手托住患者腰部

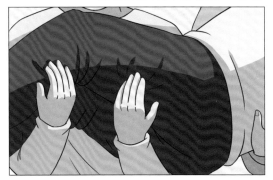

**4** B 家属一只手托住患者臀部，另一只手托住患者腘窝

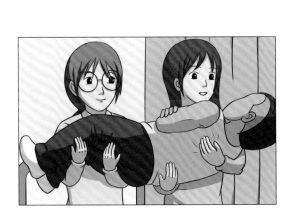

**5** A、B 家属同时将患者抬起卧于平车上

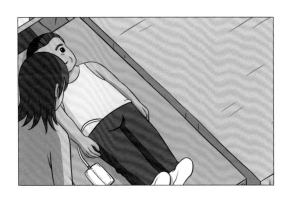

**6** 取舒适卧位，妥善固定尿管

# 55 移动体重超重的病友，三人协作保证安全

编者：常 红

## 适用场景

小宇术后出院回家，医生嘱咐他这段时间要卧床休养，本就体重超重（BMI＞28）的小宇，现在更胖了。今天要去医院复查，家属发愁不知道要怎么搬运小宇下床？

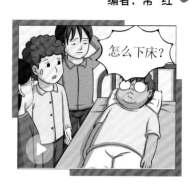

## 场景解析

搬运体重超重的患者，在注意不要摔伤患者的同时，家属自身也要注意方法，不要扭伤自己的腰。

 解决方案

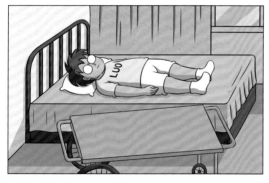

**1** 平车头端与床尾呈钝角，固定平车

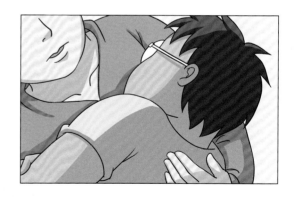

**2** A 家属托住患者头、肩胛部

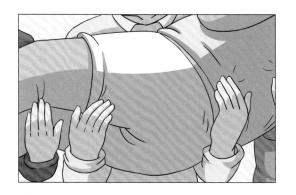

**3** B 家属托住患者的背部和臀部

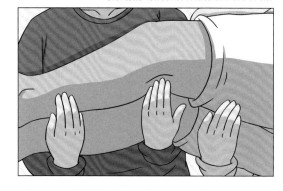

**4** C 家属托住患者的腘窝和小腿部

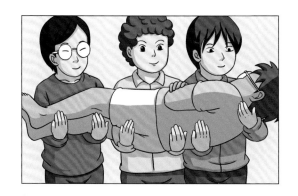

**5** A、B、C 家属同时将患者抬起卧于平车上

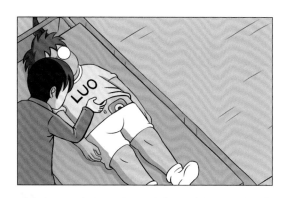

**6** 取舒适卧位，妥善固定造口袋

# 56 脑转移的危重患者，四人协力一起完成

编者：常 红

## 适用场景

罗震随着病程的进展已经发生了脑转移，意识模糊，也暂时失去了自主行动能力。家属们正准备齐心协力把他安全的送到医院。

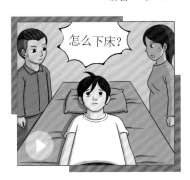

## 场景解析

脑转移的患者容易出现恶心、呕吐、头痛、头晕等症状，所以在搬运患者时，一定要注意动作轻柔，尽量不要大幅度的搬运患者。

 解决方案

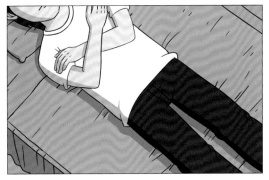

**1** 协助患者翻身，在患者的腰臀下铺上中单，将患者双手置于胸前

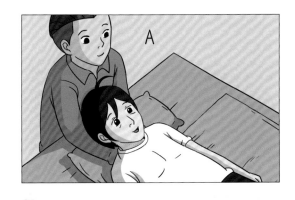

**2** A家属站于床头，托住患者的头部及颈肩部

家庭抗癌行动指导手册

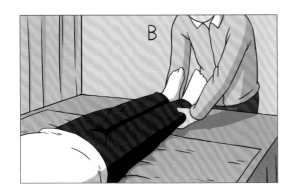

**3** B 家属站于床尾，托住患者的双腿

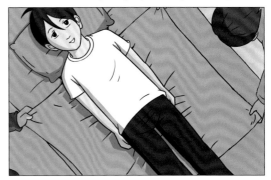

**4** C、D 两位家属分别站于床两侧，紧握中单四角

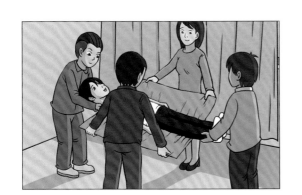

**5** A、B、C、D 四位家属同时用力抬起患者，轻放于目的位置

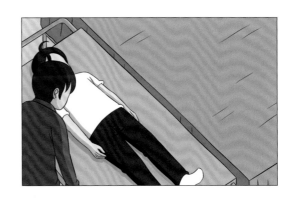

**6** 取舒适卧位

## 体重轻，一人这样操作可以帮助患者翻身

编者：常 红

### 适用场景

体重轻的患者，翻身的技巧可以轻松掌握。

### 场景解析

皮肤质地差、骨质突出特别明显的患者，翻身频率应该适当增加，可调整为 1 小时翻身 1 次。对于坐轮椅的患者而言，一般建议每次坐轮椅不要超过 1 小时，每天不超过 3 次。

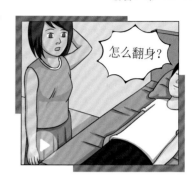

怎么翻身？

### 解决方案

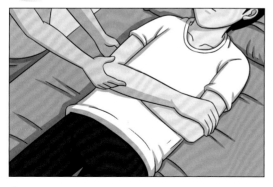

**1** 患者取仰卧位，两手放于胸腹部，两腿屈曲

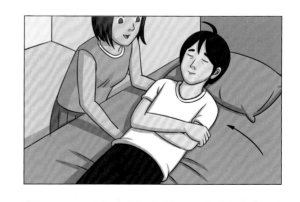

**2** 将患者肩部移至家属侧床缘

家庭抗癌行动指导手册

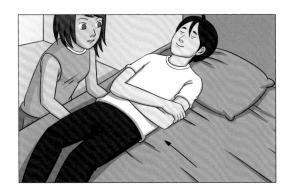

**3** 将患者臀部移至家属侧床缘

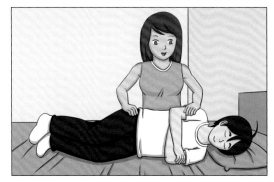

**4** 家属一只手扶肩，另一只手紧扶臀部，轻轻推患者转向对侧

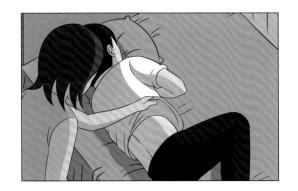

**5** 检查患者背部皮肤

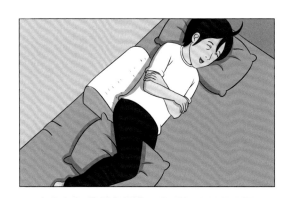

**6** 在患者的背部放置楔形软垫，使背部斜靠在垫上，胸背平面与床面呈 30°。另一软枕放于两膝之间并使双膝呈自然弯曲状

家庭抗癌行动指导手册

# 58 帮助体重正常的卧床患者翻身的标准操作

编者：常 红

编者：常 红

## 适用场景

珍姐体重 60kg，右乳改良根治术后回家卧床休养。两位家属的配合使珍姐的翻身动作完成得顺利，看着珍姐总是能变换姿势舒服的休息，大家觉得放心不少。

## 场景解析

压疮是由多种因素引起的复杂的病理过程，对患者进行早期危险因素评估和针对性的干预，能有效预防压疮的发生或者提高压疮的治愈率。

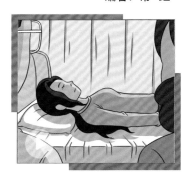

 解决方案

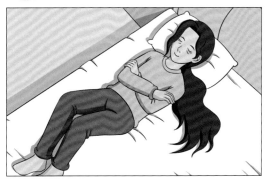

**1** 患者取仰卧位，两手放于胸腹部，两腿屈曲

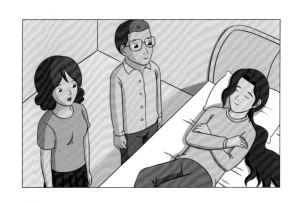

**2** 两名家属站立于病床的同侧

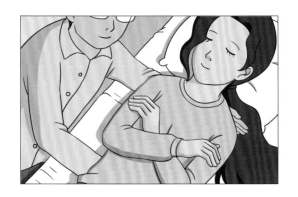

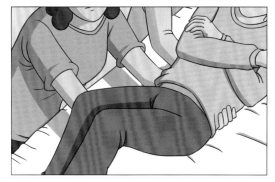

**3** A 家属将双手分别伸入患者的肩部和胸背部下面，托住肩部和胸背部

**4** B 家属将双手分别托住腰部和臀部

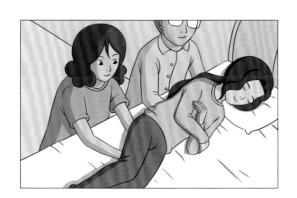

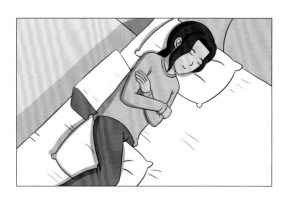

**5** A、B 家属同时将患者抬起移向自己，然后分别扶住肩、腰、臀、膝部轻推患者转向对侧

**6** 在患者的背部放置楔形软垫，使背部斜靠在垫上，胸背平面与床面呈 30°。另一软枕放于两膝之间并使双膝呈自然弯曲状

139

# 59 三人配合更容易，给体重偏重的患者翻身

编者：常 红

## 适用场景

老郑体重偏重，对家属而言帮他翻身确实不是个轻松的任务，尽管总有好几个人互相协助，也总是搞得大汗淋漓。后来大家发现三个人这样配合，这件事就变得容易很多了。

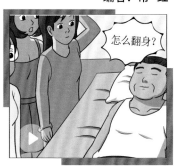

## 场景解析

脑转移患者因为本身无法主动翻身，故需要借助家属的帮助。尤其是肥胖体型的患者，因为局部压力过大，更要注意避免皮肤长期受压而形成压疮。

## 解决方案

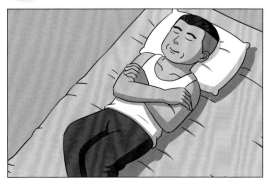

**1** 患者仰卧位，两手放于胸腹部，两腿屈曲

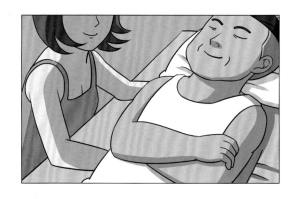

**2** A 家属双手分别置于患者的肩部、腰部

家庭抗癌行动指导手册

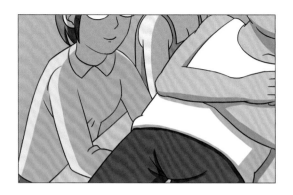

3 B 家属站于同侧，双手分别置于患者的臀部、膝部

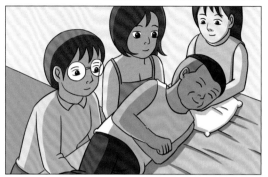

4 C 家属站于床头，固定患者的头部，沿纵轴向上略加牵引

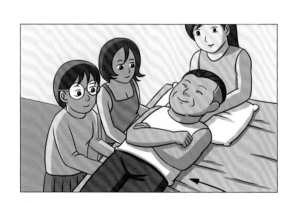

5 A、B、C 家属同时用力翻转患者至侧卧位

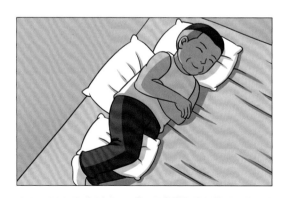

6 将一软枕放于患者背部支撑身体，另一软枕放于两膝之间，并使双膝呈自然弯曲状

# 60 如何帮助脑转移的患者翻身

编者：常 红

## 适用场景

罗震脑转移放疗 25 次后出院，因为放疗期间，营养摄入不足，所以罗震体型变得比较瘦弱。医生嘱咐要卧床休息，不过一定要定期翻身，因为本就瘦弱的罗震非常容易发生压疮，那么家属应该如何操作呢?

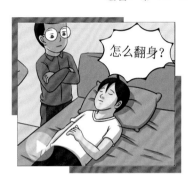

## 场景解析

脑转移患者因为本身无法主动翻身，故需要借助家属的帮助。体型较瘦的患者，因为骨骼间相互的摩擦，容易产生压疮。所以要注意定时翻身避免皮肤长期受压，形成压疮。

 解决方案

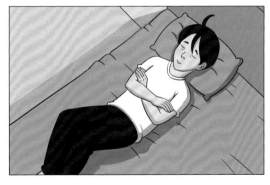

**1** 患者仰卧位，两手放于胸腹部，两腿屈曲

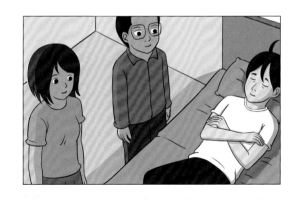

**2** A、B 家属站于同侧

·家庭抗癌行动指导手册·

142

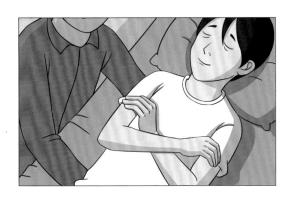

**3** A 家属双手分别置于患者肩部、腰部

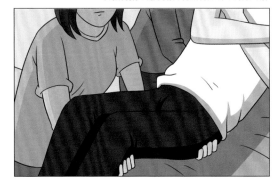

**4** B 家属双手分别置于患者臀部、膝部

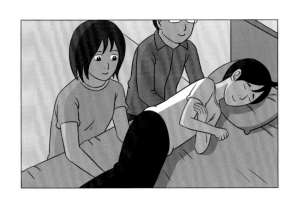

**5** A、B 家属同时用力翻转患者至侧卧位

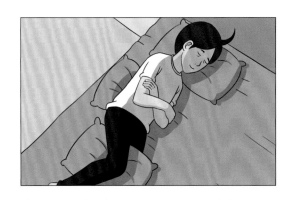

**6** 将软枕放于患者背部支撑身体，另一软枕放于两膝之间并使双膝呈自然弯曲状

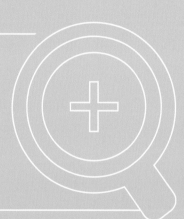

轻松解锁
舒适生活

# 八、首先管理好我们的日常

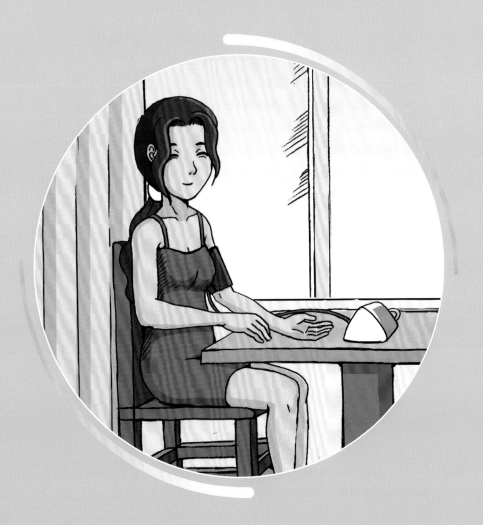

# 61 怎么在家测量血压，你知道吗

编者：常 红

## 适用场景

珍姐术后在家里一直严格执行医生的各项医嘱。她记得医生和她说过，抗肿瘤治疗的同时也不能忽视了其他疾病的治疗，珍姐也需要对血压进行日常的观察和测量。您看，珍姐这量血压的姿势多标准啊！

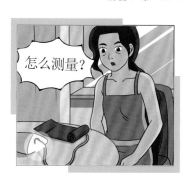

怎么测量？

## 场景解析

我国将高血压定义为，在未使用抗高血压药的情况下，收缩压≥140mmHg 和 / 或舒张压≥90 mmHg。患者既往有高血压史，目前正在使用抗高血压药，血压虽然低于 140/90mmHg，仍应诊断为高血压。血压监测有利于控制血压，对预防心血管疾病有重要意义。

### 解决方案

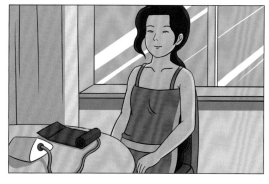

① 患者坐在桌旁，保持舒适的状态，先将手臂裸露至肩胛部，避免衣袖挤压

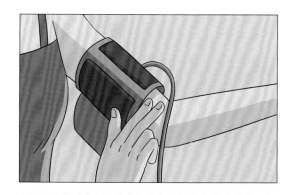

② 将臂带套在上臂，并使臂带气嘴指向下手臂，确保臂带的下边缘处于距离肘关节 2～3cm 以上位置

家庭抗癌行动指导手册

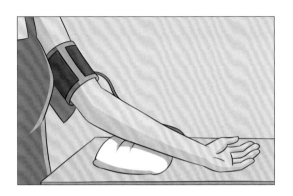

**3** 将手臂轻轻放在桌上，用脉枕或其他软垫支撑手臂，外展 45°

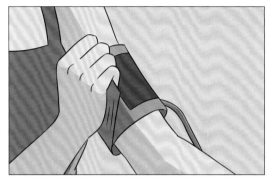

**4** 拉紧臂带的自由边将粘贴布粘住，手臂和臂带之间以插入一个手指的松紧度为宜，防止臂带绑的过松或过紧

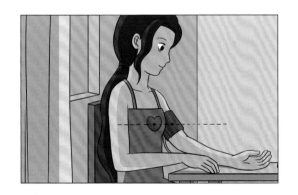

**5** 将下手臂平放在桌上，掌心向上，身体坐直，并使臂带中心与心脏处于同一高度

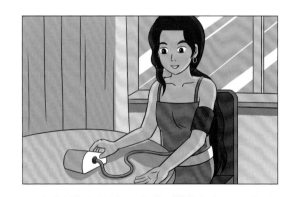

**6** 打开血压计开关，开始测量，测量过程中不要移动或者说话。测量完成后，记下测量结果，与平时的结果作比较

编者：常 红

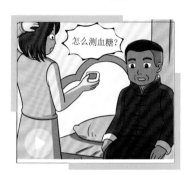

## 适用场景

老郑在住院化疗期间检查发现有糖尿病，化疗结束后医生叮嘱他血糖水平要控制好。尽管在家里测血糖真是有点麻烦，为了更好地康复，老郑还是认真严格地执行了。

## 场景解析

测量血糖时除了准备血糖仪，还需要购买试纸，要注意必须和血糖仪配套。同时还要准备好 75% 医用乙醇及消毒棉签或棉球。使用前注意试纸的有效期，确保在有效期内用完。

 ## 解决方案

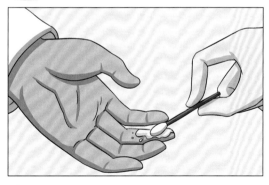

1 使用 75% 乙醇消毒穿刺部位 ( 指腹侧面 ) 1 次，待干

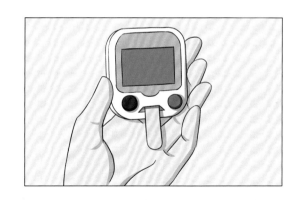

2 打开血糖仪，安装试纸

·家庭抗癌行动指导手册·

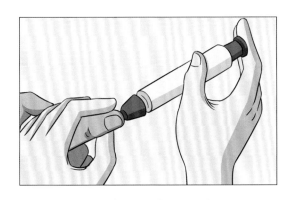

左手捏住患者手指以减轻疼痛，右手持
采血针紧贴采血部位穿刺

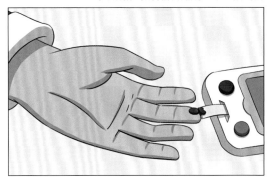

用无菌棉签弃去第一滴血，手持血糖仪，
试纸测试区向上，将血糖试纸口对准血
液，直至测试区完全变成红色

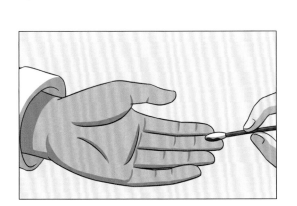

用无菌棉签按压穿刺点 1～2 分钟

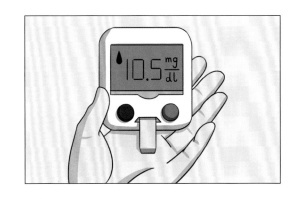

将血糖仪放平，等待检测结果

# 63 正确使用吸氧机，事半功倍

编者：尤渺宁

## 适用场景

老郑在院内化疗几个周期后回家休养，他每次遛弯儿后都会觉得憋气，要坐下休息好久，才觉得胸口的憋气症状缓解。医生建议用吸氧机改善症状，这不老郑的爱人已经能够熟练准确的使用了。

## 场景解析

若偶尔有憋气的症状，那么家用制氧机会对顺畅呼吸有一定的作用。可以改善低血氧引起的肺动脉高压，减轻呼吸困难，通气功能障碍的改善也有好处。

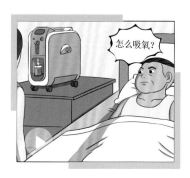

 解决方案

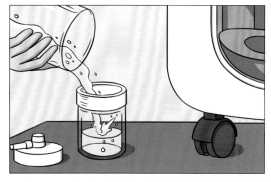

① 将制氧机竖向平放，取下湿化杯，往杯中倒入 1/3 的蒸馏水或纯净水，加水后盖上盖子，以免氧气外溢

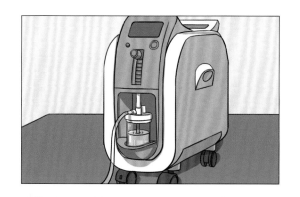

② 打开制氧机开关，将双鼻导管连接到制氧机氧气出口

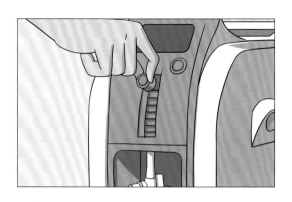

③ 顺时针旋转流量调节旋钮，调节吸氧的流量

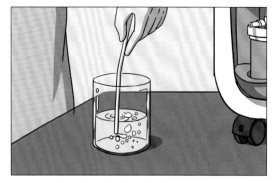

④ 将鼻导管前端插入盛有温水的杯内，有气泡溢出即表示吸氧导管通畅

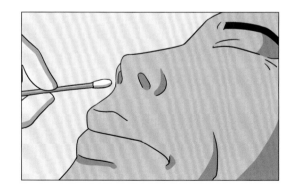

⑤ 使用棉签清洁鼻腔

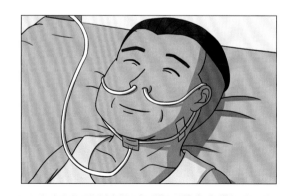

⑥ 将鼻导管前端插入鼻腔，导管前端小弯侧向下，管路两侧挂于双耳后向下固定于下颌，松紧适宜，开始吸氧

# 九、应急秘籍，有备无患

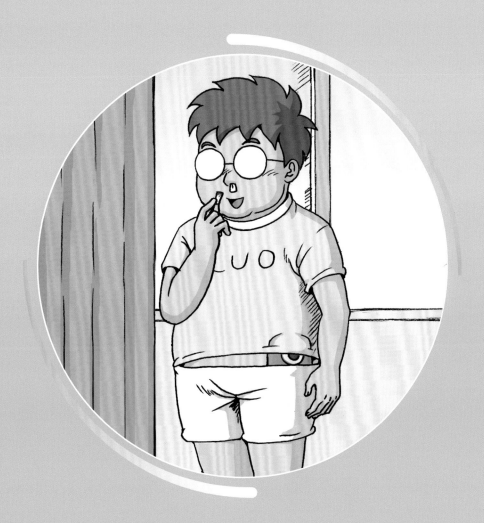

## 适用场景

化疗 4 个周期后小宇出院了。今天早晨擤鼻涕时，突然发现流鼻血了，小宇赶紧堵住鼻子，然而没什么作用。多亏小宇的妈妈是护士，后面的操作又及时又准确。鼻血的情况有所控制，妈妈丝毫没有耽搁，马上和小宇一起去医院。

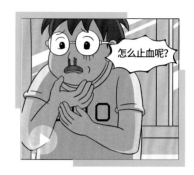

怎么止血呢？

## 场景解析

一些化疗药物可能有骨髓抑制的副作用，导致血小板降低，存在发生牙龈出血或流鼻血等出血风险。

 解决方案

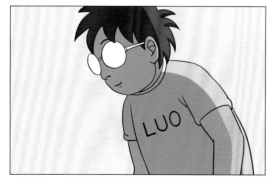

**1** 头向前倾，面向下张口呼吸，避免头部后仰

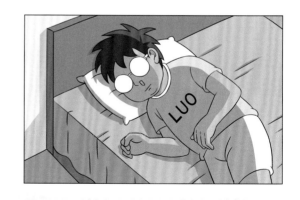

**2** 家属协助患者采取侧卧位，垫高头部

家庭抗癌行动指导手册

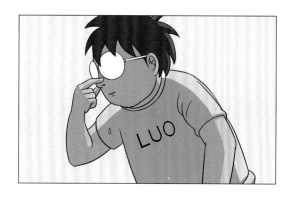

③ 用拇指及示指将两侧鼻翼向鼻中隔捏紧，
能压迫性的暂时止血

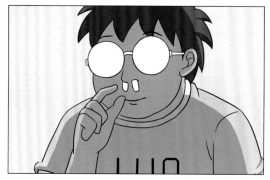

④ 出血量大时，用脱脂棉卷成如鼻孔粗细
的条状，向鼻腔充填，压迫止血

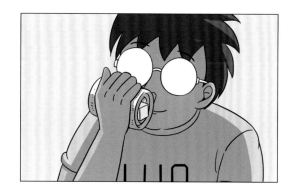

⑤ 使用毛巾包裹冰块放置在出血鼻腔处
进行冰敷，使血管收缩止血

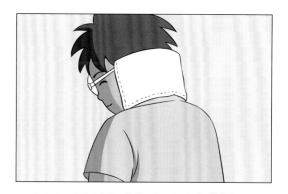

⑥ 采用湿毛巾敷后颈部，使血管收缩，减少
出血。当出血止住后，建议立即前往医院
检查血小板是否正常

编者：刘 洋

## 适用场景

老郑正处于化疗期间，这两天突然开始发热，最高体温到了 38 ℃，热得满脸通红，全身乏力。吃完退热药出汗弄得衣服都湿透了，也没见什么好转，这是咋回事呢？ 是不是病情发展了。老郑心里犯了嘀咕。

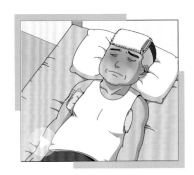

## 场景解析

肺癌患者化疗中发热的情况时有发生，引发发热的原因很多，包括化疗本身可能造成的组织损伤，尤其是肿瘤组织坏死吸收可引起低热；化疗毒副作用引起的血常规下降、免疫功能减退，易合并病毒或细菌感染引起发热。因此在出现发热症状时，应及时就医，明确原因，正确处理。

 解决方案

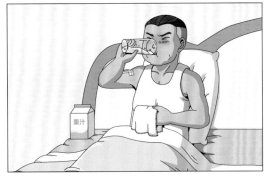

**1** 多喝温开水、淡盐水或者含维生素 C 和含钾的果汁

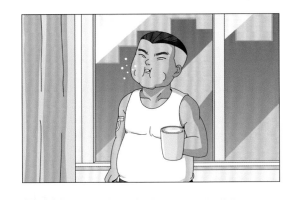

**2** 发热时需要保持口腔清洁，防止细菌滋生发生口腔炎

**家庭抗癌行动指导手册**

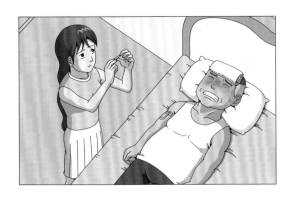

3 将冰袋放在前额、腋下、腘窝或腹股沟，以降温，用完后可放冰箱反复使用

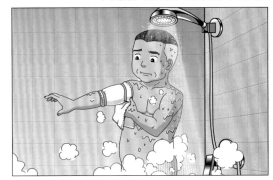

4 用温湿毛巾擦拭患者的额头、腋下、四肢，或洗个温水澡，洗浴时间 10 ～ 15 分钟，多擦洗皮肤，促进散热

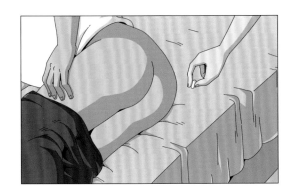

5 如发热时间较规律，可在发热前 30 ～ 60 分钟塞入肛门半粒吲哚美辛栓

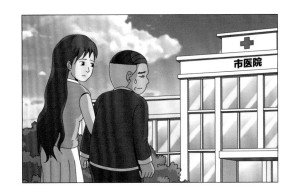

6 如果体温超过 38.5 ℃，应及时到医院诊治

编者：尤渺宁

### 适用场景

罗震（前列腺癌）这两天开始发热，体温达到了 38.7℃。妻子联系了主治医生，医生说可以用吲哚美辛栓退热，胆大心细的妻子详细地询问使用方法后，满分操作！

### 场景解析

吲哚美辛栓，俗称消炎痛栓，应用于发热、中枢性高热、缓解各类疼痛等多种情况，使用方便，疗效显著，副作用少，近年来应用广泛。

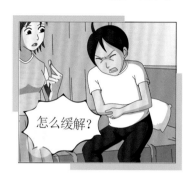

怎么缓解？

 解决方案

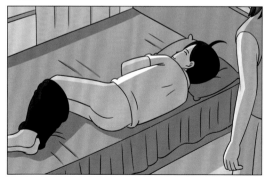

**1** 家属协助患者侧卧位，脱裤至膝下，膝部弯曲，暴露肛门

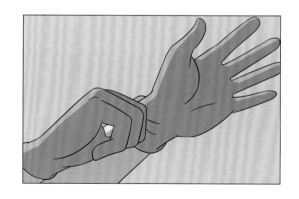

**2** 家属带上医用橡胶手套或指套

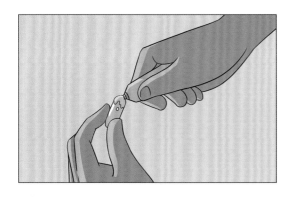

③ 在肛栓剂上涂上润滑剂

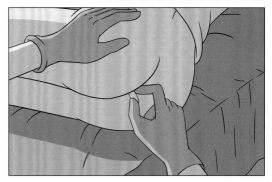

④ 嘱患者深呼吸，放松肛门，将肛栓剂塞入肛门内

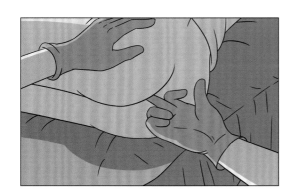

⑤ 用中指将肛栓剂沿直肠壁朝深部方向推送，为 6～7cm

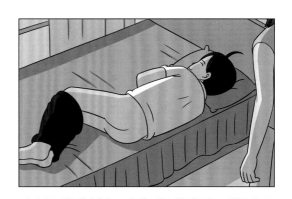

⑥ 肛栓剂置入后让患者保持侧卧位 15 分钟。如果出现肛栓剂脱出肛门外的情况，可以重新插入

## 发生呼吸困难，联系就医！同时要做这几个动作

编者：常 红

### 适用场景

老郑肺癌手术后已经出院回家。今天楼下溜达了几圈，突然出现明显憋气的症状，胸口憋得难受，赶紧坐下休息了几分钟，情况没有变化。老郑的爱人想起来医生曾经说过如果发生现在的情况应该这样做。

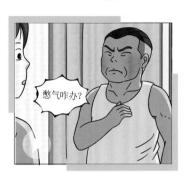

### 场景解析

呼吸困难、胸闷疼痛、疲劳乏力都是肺癌患者常出现的症状表现，发生的原因主要是因为随着病情的发展，肿瘤会压迫周围神经，从而导致患者出现呼吸困难的症状。

###  解决方案

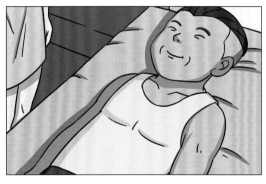

**1** 家属应立即将患者平卧

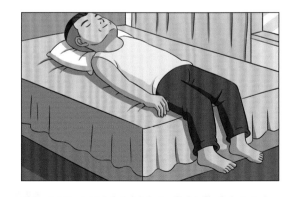

**2** 双下肢垂于床边，以减少静脉回流，从而减轻心脏负荷

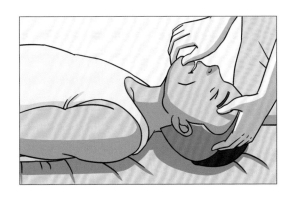

3 使患者头后仰、抬高下颌，下颌角与耳垂连线与地面垂直

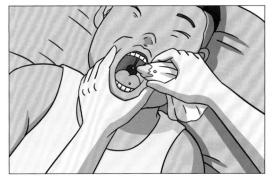

4 使用纱布或干净布料清洁患者口腔内分泌物。如果患者出现恶心呕吐，需要将患者头偏向一侧，以免发生误吸引起窒息

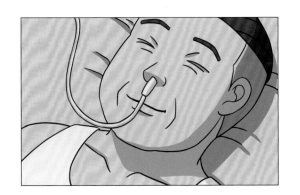

5 如果家中备有吸氧装置，应立即给予吸氧

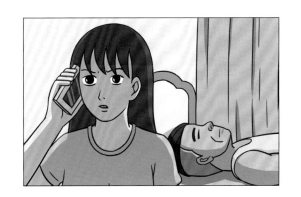

6 同时拨打 120，等待专业救治

# 十、锻炼好，心情好

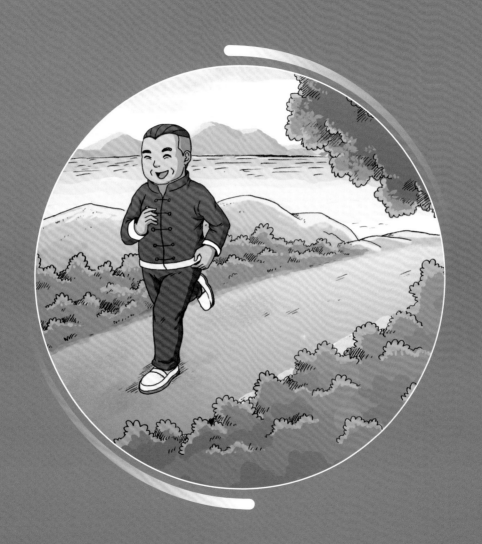

# 68 给肿瘤病友运动的总体建议

编者：刘 洋

## 适用场景

生命在于运动，生活本该精彩。对大多数肿瘤患者而言，我们同样可以在不同情况下采用不同的运动模式，让我们的身体康复得更加顺利或者让我们的身体得到更多的支持。当然，我们在不同的运动情境下都能获得一份更好的心情。

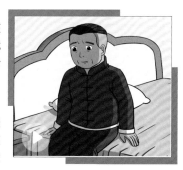

## 场景解析

适度运动对肿瘤治疗后的身心康复有积极地促进作用。不仅可以预防因长期卧床出现的肌肉萎缩、关节强直；还可以提高肿瘤患者的免疫功能和生活自理能力（身体素质）；更重要的是可以从根本上改善患者忧虑的精神状态，改善睡眠及焦虑情绪，运动真是好处多多！

 **解决方案**

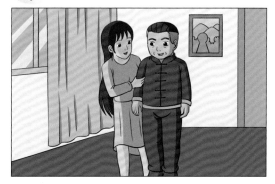

**1** 对于手术创伤较小、术后体力较好的患者，可在家属的搀扶下在房间里走动，以促进功能的恢复

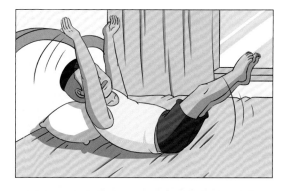

**2** 对于手术创伤较重、术后体力较差、不能下床的患者，可在床上做肢体运动和翻身动作

家庭抗癌行动指导手册

166

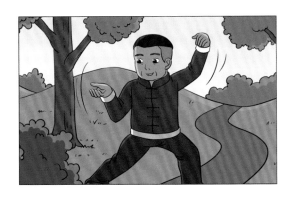

**3** 对于化疗或放疗期间的患者，应坚持较低强度的活动，如慢跑、打太极拳等

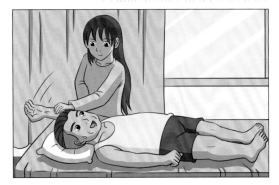

**4** 对于晚期长期卧床的患者，家属应帮助患者进行被动活动或者肢体按摩

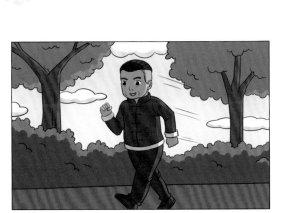

**5** 对于康复期间病情稳定的患者，可以选择中等强度的运动，如快走、慢速骑自行车、慢速游泳等

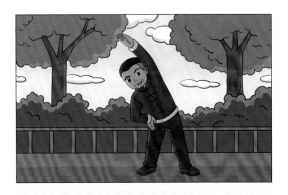

**6** 对于年龄较大且有骨转移或骨质疏松、关节炎的患者，应选择低强度运动，如散步、拉伸运动等

编者：刘 洋

## 适用场景

几个周期的化疗结束后，罗震准备出院回家。医生说要卧床休息一周，但可以在床上适当活动。罗震心里觉得很开心，动一动不仅可以缓解他长期卧床带来的腰腿酸痛，还可以预防下肢静脉血栓的发生。当然还有，动一动本身也挺美的。

## 场景解析

化疗间歇期，副作用逐渐显现，在帮助患者调节免疫，抵抗病变的同时，也要注意适当运动缓解不良反应给身体带来的伤害！

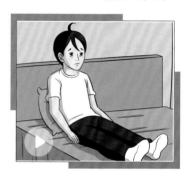

 解决方案

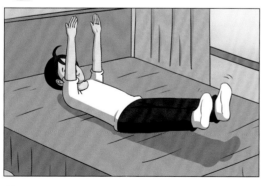

**1** 四肢抬高

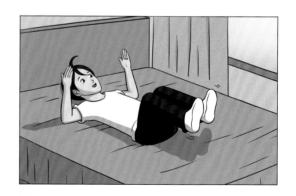

**2** 四肢伸缩

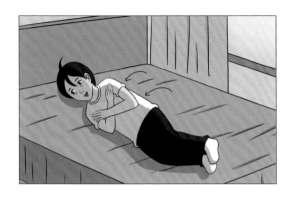

**3** 躯体翻转

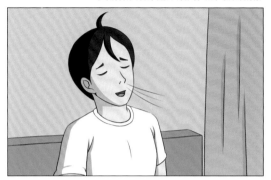

**4** 呼吸运动

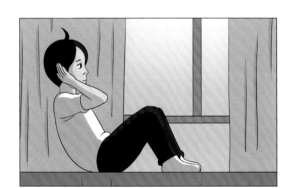

**5** 仰卧起坐

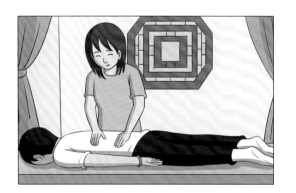

**6** 推拿按摩

编者：田家利

## 适用场景

老郑肺癌术后出院回家，按照医生的指导加强呼吸训练。一开始还经常觉得气短，没怎么运动就觉得憋气。老郑没有气馁，循序渐进的练习以后，老郑觉得呼吸变得自然又清新。

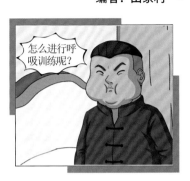

怎么进行呼吸训练呢？

## 场景解析

呼吸训练是指导大家学会呼吸控制，使吸气时胸腔扩大，呼气时胸腔缩小，促进胸腔运动，改善通气功能的方法。它可以增进膈肌及胸廓运动，增加肺活量。帮助相关呼吸肌放松，提高呼吸效率。

## ✅ 解决方案

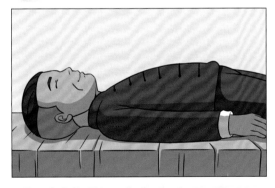

**1** 腹式呼吸：平躺或坐位均可，建议初学者可先取仰卧位练习，熟悉后可采取坐位和站立位练习

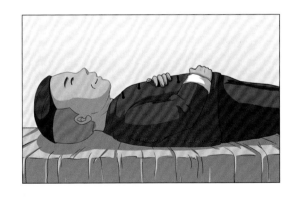

**2** 将左手放于胸部，右手放于腹部

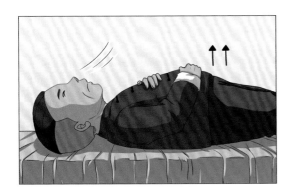

**3** 吸气时腹部鼓起来

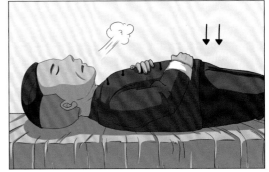

**4** 呼气时腹部凹下去

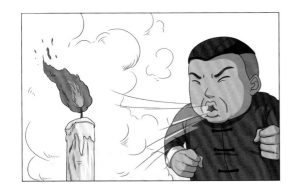

**5** 呼气力度：能使距离口唇 15～20cm、与口唇等高水平的蜡烛火焰随气流倾斜又不至于熄灭

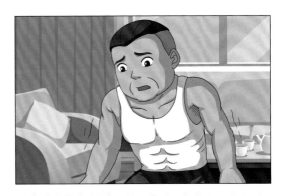

**6** 练习腹式呼吸时不能穿紧身内衣，因为紧身束腰会妨碍膈肌的收缩和舒张，影响腹式呼吸的正常进行，使人感到呼吸困难

# 71 PICC 置管术不会影响运动的快乐

编者：刘 洋

## 适用场景

医生嘱咐老郑要预防置管术后手臂发生静脉血栓，PICC 置管术 3 天后就可以开始做些适当的手臂运动了。老郑按照护士教给的方法，一开始小心翼翼，慢慢地舒展且愉快地运动开了。好久没有这么开心过了。

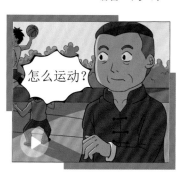

## 场景解析

静脉血栓是 PICC 置管后最常见也是最严重的并发症之一。因为肿瘤患者血液处于高凝状态，PICC 置管后，患者出于恐惧不敢随意活动，加之导管在血管内的占位效应，减慢了患者血液的流速，发生静脉血栓的风险比正常人高 7 倍。

 解决方案

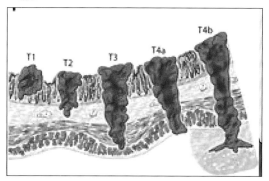

**1** 双手做握拳运动

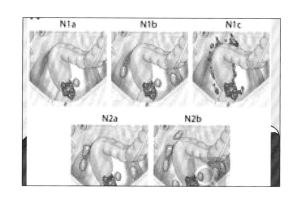

**2** 双手做松拳运动

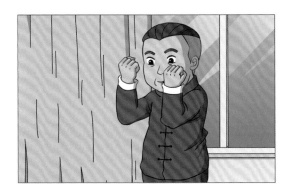

**3** 双臂做屈臂运动

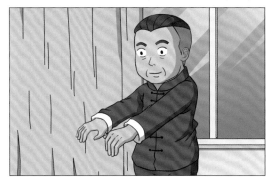

**4** 双臂做伸臂运动

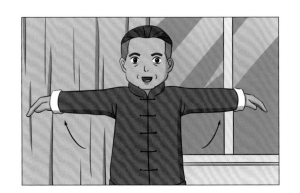

**5** 双臂向两侧做伸展运动

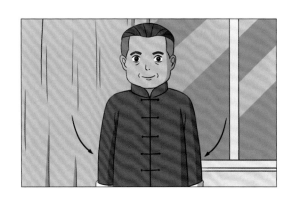

**6** 双臂做回落运动

编者：尤渺宁

## 适用场景

珍姐保乳术后觉得患侧手臂活动很费力，还有肿胀的感觉。珍姐小心翼翼，害怕用力拉伸可能会导致切口开裂。护士查房时发现这个情况，嘱咐珍姐为了防止肩关节的粘连，一定要适当地运动。这不，在护士的指导下珍姐认真地动了起来。

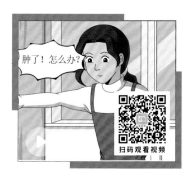

## 场景解析

手术过程中可能会切除被肿瘤侵犯的神经和肌肉，加上术中清扫腋下淋巴结，部分患者术后可能出现肩关节僵硬、萎缩、肌肉粘连或者上肢功能受限。术后早期的功能训练可以有效减少此类状况的发生。

 ## 解决方案

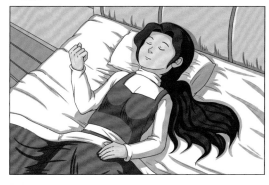

**1** 卧床期功能锻炼 1：握拳运动

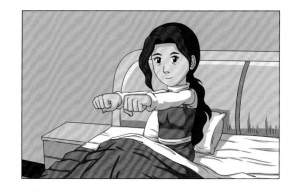

**2** 卧床期功能锻炼 2：前臂运动

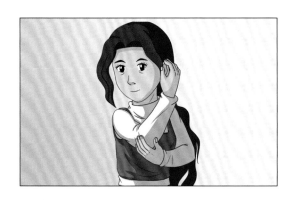

**3** 拔除引流管后功能锻炼 1：摸耳朵训练

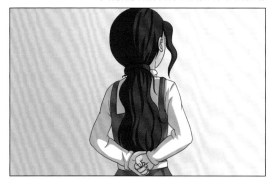

**4** 拔除引流管后功能锻炼 2：摸背训练

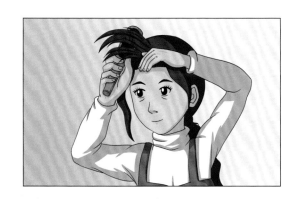

**5** 拔除引流管后功能锻炼 3：梳头训练

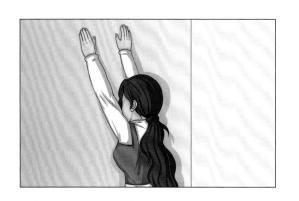

**6** 拆线后功能锻炼：爬墙训练

## **73** 乳腺癌术后，动起来，迎接新生活

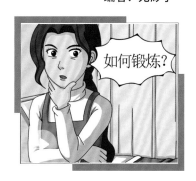

*编者：尤渺宁*

如何锻炼？

### 适用场景

珍姐乳腺癌手术后 2 周了，伤口已完全愈合。出院前，护士嘱咐她，回家一定不要忘记做乳腺癌术后的功能锻炼操，这对恢复肩关节的运动功能和缓解患肢的水肿都有好处。当然，运动还能带来好心情。

### 场景解析

乳腺癌手术，经常需要进行腋下淋巴结的清扫，可能导致淋巴回流受阻、上肢水肿。如果不能及时进行功能锻炼，可能会造成患侧上肢的功能障碍，使患者的生活和工作也受到影响。

### 解决方案

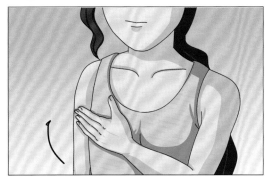

**1** 用对侧手掌轻压手术瘢痕的上下左右，推动皮肤进行按摩，以促进局部血液循环，使紧张的皮肤得以松弛

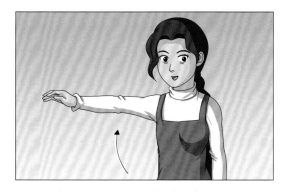

**2** 上肢自然下垂，以肩部为中心，做前后左右运动，活动程度及运动量逐渐加大，以局部不产生疼痛为度

·家庭抗癌行动指导手册·

176

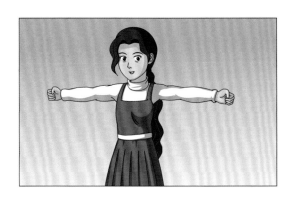

3 外展运动 1

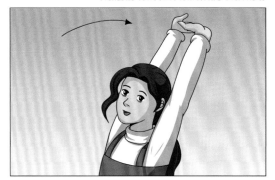

4 外展运动 2

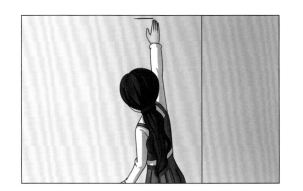

5 摸高运动

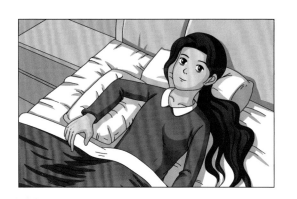

6 避免患肢长时间下垂

# 十一、营养好，状态好

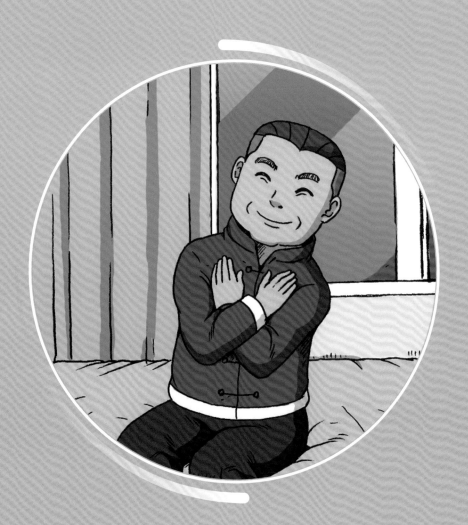

# 74 贫血要补！要休息

编者：刘 洋

## 适用场景

珍姐化疗出院后，这几天每次躺着或者坐久了，一站起来就觉得头晕，眼前一片黑蒙。想做做家务或者活动下，也是浑身乏力，干什么都没劲儿。医生安慰珍姐说：最近别急着活动，先休息一段时间，自由自在的日子在后面呢！

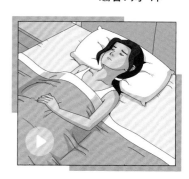

## 场景解析

化疗常见的副作用之一是骨髓抑制，骨髓抑制会导致贫血、白细胞和血小板偏低等，疲乏、困倦、软弱无力，是贫血最常见和最早出现的症状。

## 解决方案

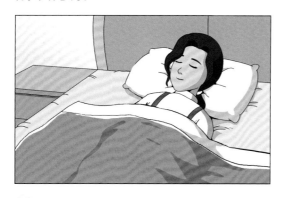

**1** 保证每晚睡眠至少 8 小时，白天也可以有 1～2 次短时间小睡

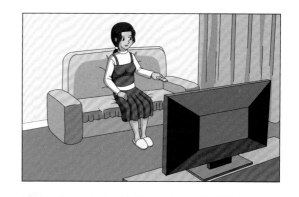

**2** 减少活动，只做最重要、最必需的事，比如吃饭

家庭抗癌行动指导手册

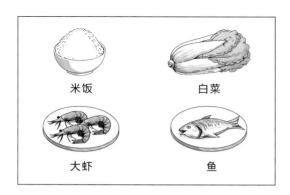

米饭

白菜

大虾

鱼

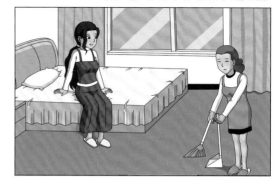

 平衡饮食，摄入足够的热量和蛋白质

接受他人的帮助，让亲人或雇用保姆来做家务

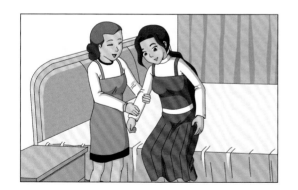

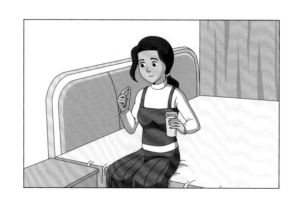

 从卧位或坐位改为站位时，动作要缓慢，不要迅速站起

 遵医嘱服用治疗贫血的药物

**熟记这些，就可以安心给胃造瘘的患者喂食了**

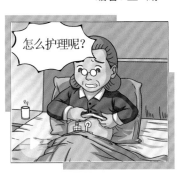

编者：王 威

## 适用场景

顾阿姨胃癌术后带着胃造瘘管回家休养。每天看着造瘘管，顾阿姨不太有信心，这管子怎么清洁，食物会不会漏出来，瘘管周围的皮肤发炎了怎么办。看来还真是应该把这些好好的跟老太太说明白。

## 场景解析

胃造瘘是在腹壁上做一永久性或暂时性的开口，直接进入胃内。其目的可用来喂食，为患者供给营养，必要时也可做胃肠减压。置入后的日常护理必不可少。

 **解决方案**

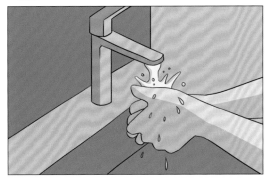

**1** 每次喂饲前要使用流动的水洗手

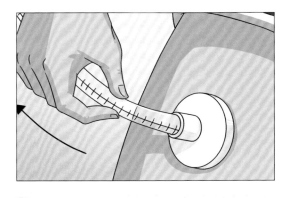

**2** 每次喂饲前要检查造瘘管固定翼的牢固性，避免管路滑脱现象的发生

·家庭抗癌行动指导手册·

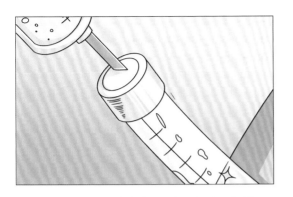

3　造瘘管应保持清洁与通畅，每次喂饲前后要用 20ml 温开水冲洗管腔，防止注入的营养食物存积引起导管阻塞或食物腐败

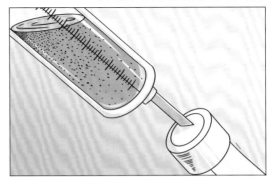

4　营养食物应充分粉碎，以推注不费力为准，不能过冷、过热，以免刺激胃肠道。食物与药物需分别注入，间隔 20 ～ 30 分钟

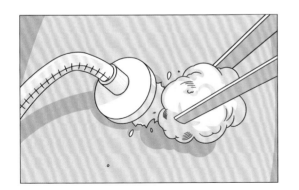

5　如果喂饲后发现造瘘口有溢出物污染了敷料，应及时清洁瘘口及周边皮肤，更换敷料

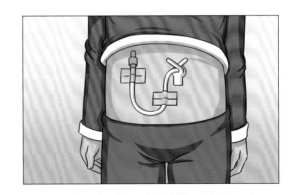

6　敷料用纱布或泡沫剪裁成"Y"形口，固定在胃造瘘管路周围，用胶带或自粘绷带固定敷料及管路，防止脱管现象的发生

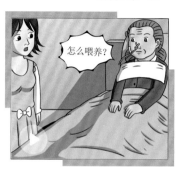

编者：常 红

## 适用场景

顾阿姨出院后需要由胃管进食，虽然并不舒服，但是顾阿姨并不担心。她知道女儿已经详细地问过护士操作的流程，也为此默默地练习了很长时间。她相信女儿，还跟女儿逗趣儿说"闺女，妈要吃饭了"。

## 场景解析

胃管喂食时一定要少量多次，避免一次喂食过多、造成食物从胃里反流到口中。另外喂食期间不能躺着，尽量坐着或高位斜躺。喂食后，用 30 ～ 50ml 温开水或生理盐水冲洗管路。

 解决方案

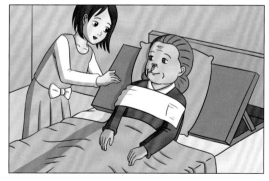

 抬高床头 30°～ 45°

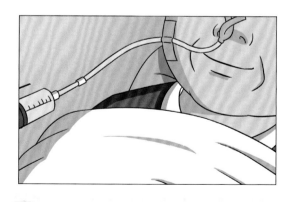

**2** 将 50ml 注射器连接于胃管末端，回抽出胃液即可证实胃管在胃内

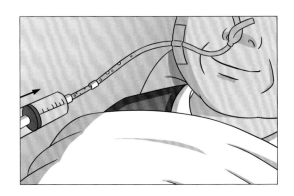

3 注入 20ml 温开水冲洗胃管，然后缓慢注入鼻饲液，鼻饲量每次不超过 200ml，温度为 38℃～40℃

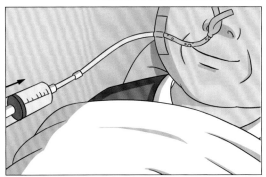

4 鼻饲完毕后再注入 20ml 温开水冲洗胃管

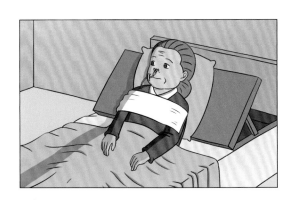

5 鼻饲后维持原卧位 20～30 分钟

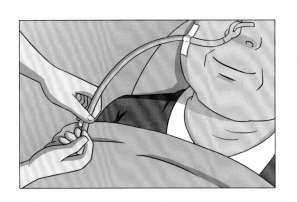

6 妥善扣好胃管末端盖帽

编者：傅晓瑾

## 适用场景

小宇肠癌造口术后，日常生活需要佩戴造口袋。听病友说：佩戴造口袋之后，吃东西一定要小心，不然容易腹泻。有时吃了产气的食物。袋子一下就鼓起来了，十分尴尬。

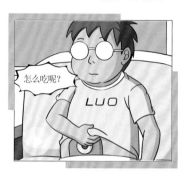

## 场景解析

肠造口手术后，当造口有排气、排便，肠道功能恢复正常时，就可以开始进食了。饮食应由流质—半流质—普食逐步进行。但应避免食用刺激类或产气的食物。

 解决方案

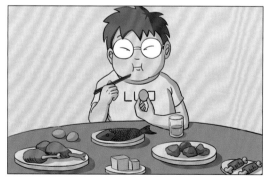

**1** 采取少量多餐、细嚼慢咽的进餐方式，改进食物的烹调方式，多吃容易消化的高蛋白食物：瘦肉、鱼肉、鸡肉、蛋类、豆腐等

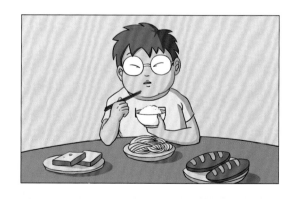

**2** 食用促进粪便成形的食物：面包、马铃薯、米饭、面等淀粉食物，方便清理粪便

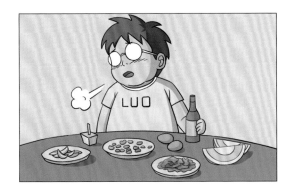

3 减少食用胀气食物：乳制品、豆类、啤酒、洋葱、萝卜、豌豆等

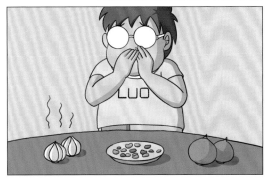

4 避免食用气味食物：洋葱、大蒜、韭菜、芦笋、花椰菜等

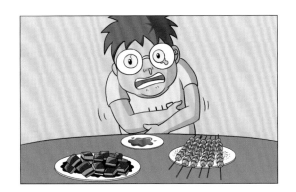

5 避免食用容易引起腹泻的食物：生冷的蔬菜和水果、咖喱、高脂肪、辛辣食物等

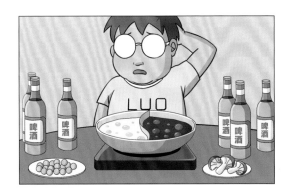

6 避免食用过冷、过热的食物：冰啤酒、辛辣火锅，以免刺激肠道

家庭抗癌行动指导手册

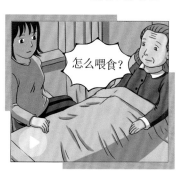

编者：傅晓瑾

## 适用场景

顾阿姨胃癌术后，今天带着胃造瘘管回家休养。出院前都是护士负责帮忙每天喂饲，今天早晨顾阿姨尝试着自己操作，却忘记了每一步都需要做什么。现在我们一起回顾下日常生活时如何护理造瘘管？

## 场景解析

胃造瘘术适用于胃肠功能正常，但存在吞咽障碍或不愿进食的患者。可帮助肿瘤患者解决进食问题，增加营养的摄入。

 解决方案

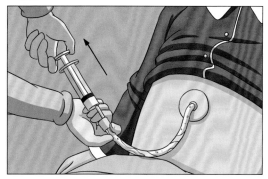

**1** 家属一只手握住胃管末端，另一只手将注射器与胃管末端连接，回抽注射器，能抽出胃液说明胃管在胃内

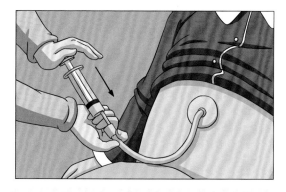

**2** 家属用 50ml 注射器先抽取 30ml 温开水，将注射器与胃管末端连接，将温开水缓慢注入，达到冲洗胃管的作用

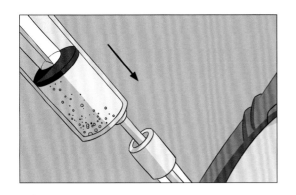

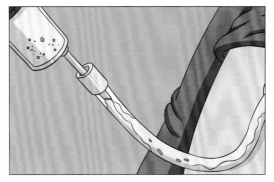

**3** 用 50ml 注射器抽取需喂食的鼻饲液，将注射器与胃管末端连接

**4** 缓慢注入鼻饲液，一般 200ml 的鼻饲液在 20 ～ 30 分钟内喂完即可

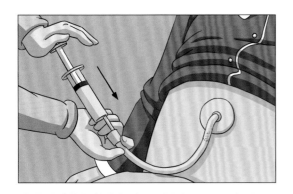

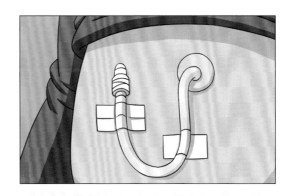

**5** 喂饭后必须再用温开水冲净胃管，避免鼻饲液 残留在胃管里堵塞胃管，观察患者有无不适症状，如呕吐、食物反流等

**6** 喂饭后塞紧胃管管塞，用新纱布包裹胃管末端，用高举平台方法固定造瘘管于患者的腹部

# 十二、休息好，精力好

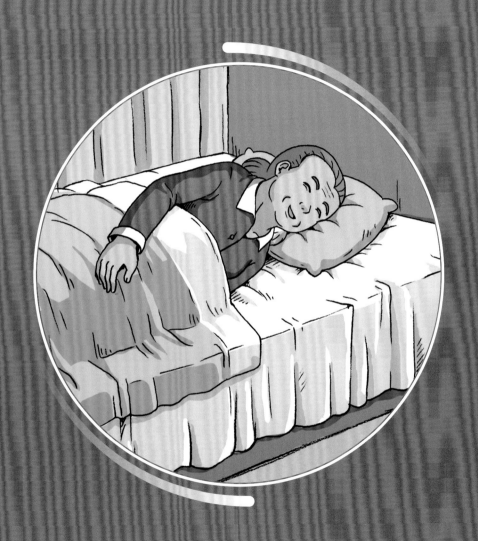

编者：刘 洋

## 适用场景

老郑原本就是个运动健将，总觉得运动能改善抵抗力，也能让自己更有精神。在下一次化疗间歇期，老郑觉得应该像平时一样运动运动，于是老郑把自己的想法告诉了医生。医生表示，完全可以。

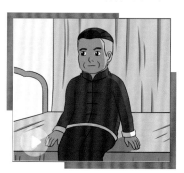

## 场景解析

化疗间歇期的患者，回家休息期间应保持良好的生活习惯，作息规律。保证充足的睡眠和良好的精力，应坚持适当锻炼以增强体质。注意劳逸结合，避免过度劳累。

## 解决方案

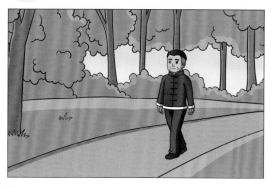

**1** 散步

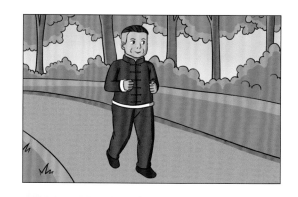

**2** 慢跑

·家庭抗癌行动指导手册·

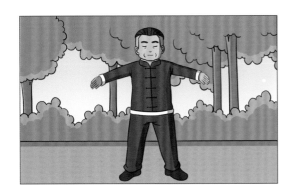

3 练气功

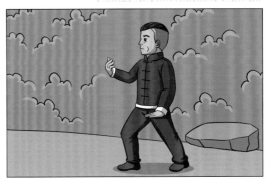

4 打太极拳

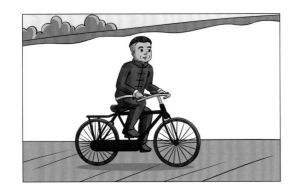

5 骑自行车

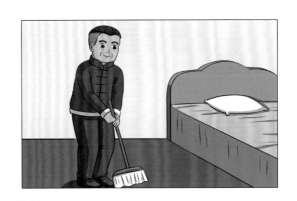

6 力所能及的家务活，如扫地

家庭抗癌行动指导手册

编者：常 红

## 适用场景

顾阿姨胃癌术后出院回家，每天晚上都是辗转反侧难以入睡，好不容易睡着了，有点声音就马上被惊醒。家人都来陪顾阿姨，还给顾阿姨带来一些小窍门。顾阿姨笑呵呵地说，有你们陪着又有这么多的办法，我肯定能睡个好觉。

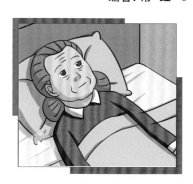

## 场景解析

在化疗的过程中，会用到一些辅助性的药物，如地塞米松。此类激素药物可预防化疗期间的过敏反应，但是却容易造成神经系统的兴奋而导致失眠。另外，由化疗产生的不良反应，如恶心呕吐、肌肉酸痛等也可引起夜间睡眠不佳。

## ✔ 解决方案

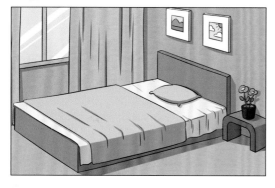

**1** 保持一个安静舒适的睡眠环境

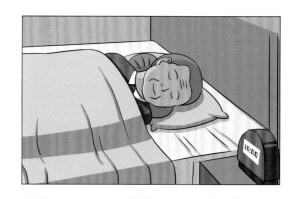

**2** 睡眠时间要有规律

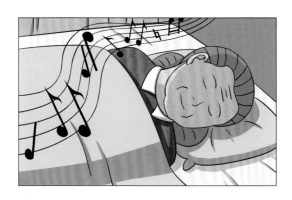

**3** 听舒缓音乐辅助睡眠

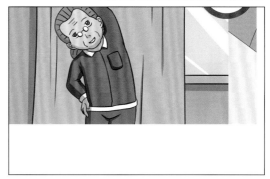

**4** 睡前 2 小时内不要运动

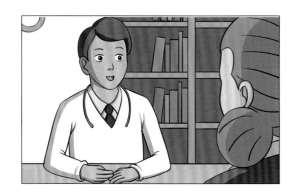

**5** 必要时可以到医疗机构进行睡眠评估

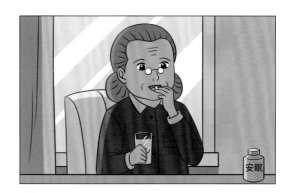

**6** 遵医嘱服用辅助睡眠的药物

## 卧床，用既正确又舒服的姿势

**编者：傅晓瑾**

### 适用场景

罗震的肝癌已经发展到晚期了，现在卧床的时间越来越长了。躺着的时间久了人也是蛮累的，所幸在护士的帮助下他现在能够舒服的转换卧床的姿势。他有时会翻看一下小时候的日记，有的时候会在安静的梦境中看见从前的自己。

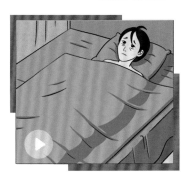

### 场景解析

持续长时间地压迫皮肤和皮下组织将引起局部缺血性坏死，最终导致压疮形成。身体的任何部位都是易损的，但是仰卧位时有些缺少或没有皮下脂肪的组织更容易形成溃疡，最常见的位置是骶尾部、大转子、膝部、腓骨、踝和足跟。

 **解决方案**

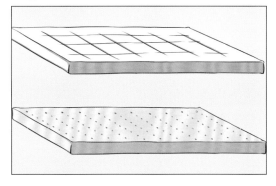

**1** 使用高分子记忆床垫或 7 ～ 10cm 的乳胶床垫

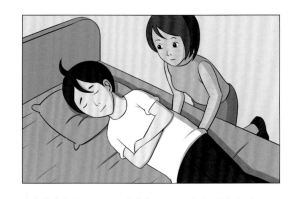

**2** 每隔 2 小时，协助患者变换 1 次体位

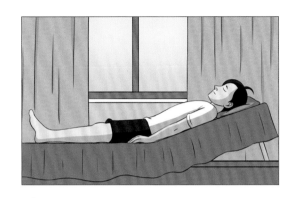

**3** 床头抬高不超过 30°

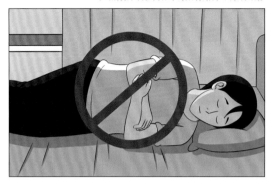

**4** 避免 90° 的侧卧位

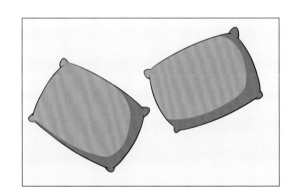

**5** 购置软枕协助摆放体位

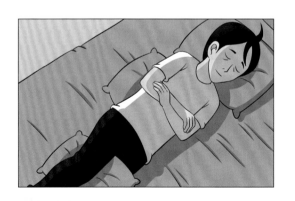

**6** 建议采用 30° 卧体位

# 82 选个舒服又能预防压疮的床垫

编者：傅晓瑾

## 适用场景

罗震的病情已经进展到了晚期，现在大部分的时间都要在床上度过了。罗震的爱人希望他能休息好同时避免受到压疮的伤害，她微笑着和罗震一起商量，帮他买一张适合罗震还能预防压疮的床垫。

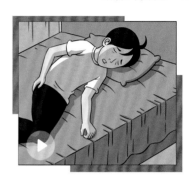

## 场景解析

压疮是一种常见的并发症，常见于长时间卧床的患者，目前临床上推荐使用预防压疮的床垫（一般是气压垫），有助于缓解患者受压部位的压力，对于长时间卧床的患者来说起到一定的预防作用。

 解决方案

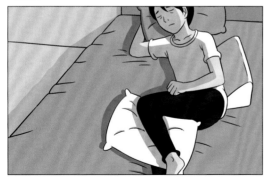

**1** 床上可以正确使用枕头或软垫产品，摆放不同的体位

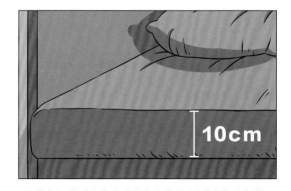

**2** 一般选择海绵或乳胶床垫，厚度至少需要8～10cm才能达到有效的减压和支撑的作用

家庭抗癌行动指导手册

10cm

198

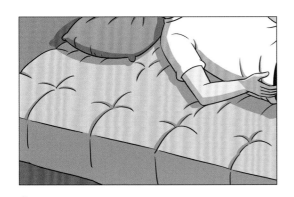

**3** 静态式充气床垫可以减少局部高压导致的压疮

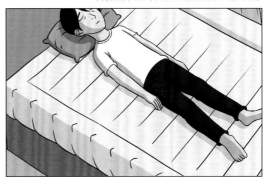

**4** 水床可以平均分散身体的重量，减少骨隆突处的压力

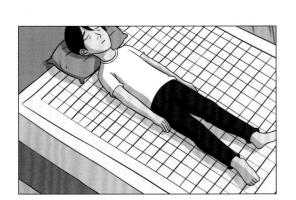

**5** 凝胶床垫可提供悬浮睡感，有利于减轻身体的压力，有多种形状和尺寸选择

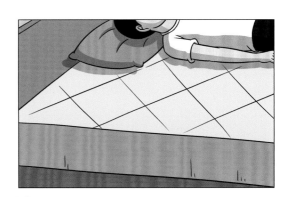

**6** 高规格记忆床垫的减压效果好，但价格相对较高

·家庭抗癌行动指导手册·

十三、你笑起来真好看

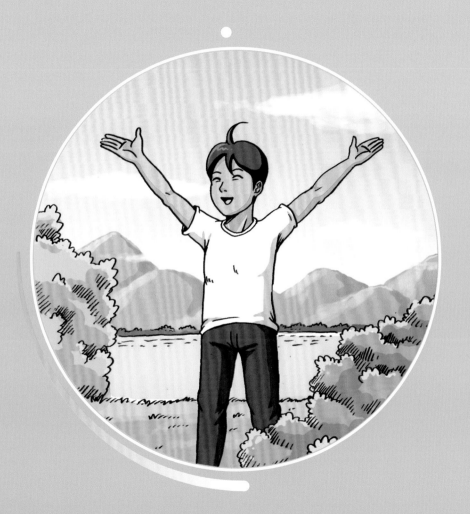

## 当我刚刚知道得了癌症的时候

编者：常 红

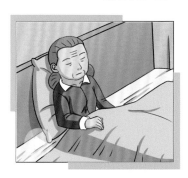

### 适用场景

为什么是我？我做错了什么？我的生活彻底完了……在顾阿姨刚刚知道自己得了癌症以后，这些想法完全控制了顾阿姨。直到有一天，顾阿姨对自己说：生活本该精彩，谁都不能例外。从今天开始，我要掌握自己的生活，我知道我可以！

### 场景解析

肿瘤的诊断会使患者产生很大压力，影响生活。抑郁症使人感到绝望、无助、兴趣丧失及持续的情绪低落和悲伤，常干扰人的工作、睡眠、进食及对生活的热爱。

 解决方案

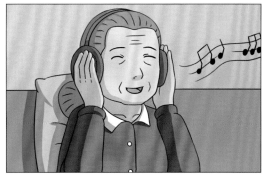

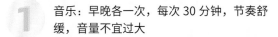

1 音乐：早晚各一次，每次 30 分钟，节奏舒缓，音量不宜过大

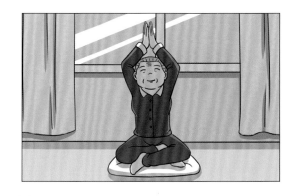

2 瑜伽：每周至少参加 2 次瑜伽和深呼吸课程，并在家练习，可以明显改善抑郁症状

· 家庭抗癌行动指导手册 ·

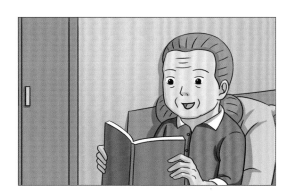

3 阅读：选读通俗易懂，生动有趣的抑郁症知识普及读物书籍，每天阅读时间为 30 ～ 60 分钟

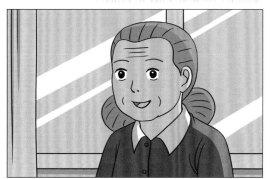

4 微笑：经常微笑可以缓解身心压力，改变抑郁情绪

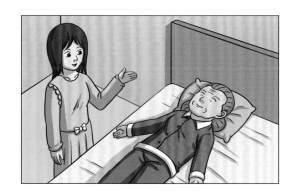

5 肌肉松弛：通过反复不断的肌肉绷紧、放松训练，将不良情绪部分或全部释放出来，以平静心情

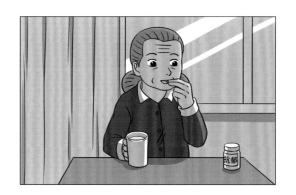

6 遵医嘱服用抗抑郁或抗焦虑的药物，不要自行停药或减药

**编者：常 红**

## 适用场景

罗震已经度过了内心最艰难的时刻。他记得刚刚确诊时已属于肝癌晚期，只能选择对症支持治疗的时候，他的抑郁情绪越来越重。他有的时候会说"自己活在世上很多余"，家人听到这些话非常担心，偷偷地做了好多工作……他很感激家人为他所做的一切，有这些爱陪着自己就已经足够了！

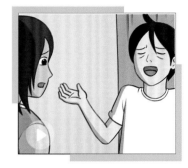

## 场景解析

家属在照顾患者的身体和日常生活外，平时还要注意观察患者是否有异常行为和表达，对于家里曾经有过自杀行为的患者更应着重关注。

 解决方案

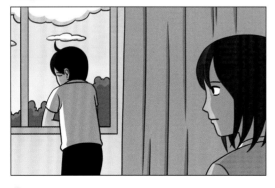

1 家属应密切观察患者的情绪变化，言行表现

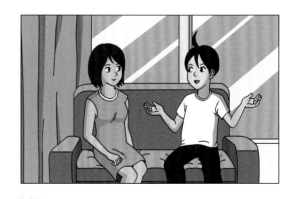

2 让患者抒发内心想法，多倾听和反馈

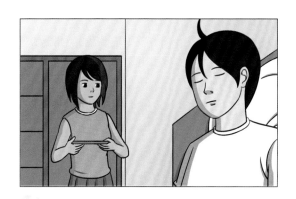

③ 24 小时陪伴，尽量不离开患者，避免单独居住

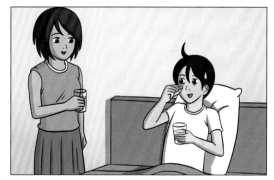

④ 家属遵照医嘱按时督促患者服用药物，要看到患者将药服下，严防不服或攒药后一次吞服

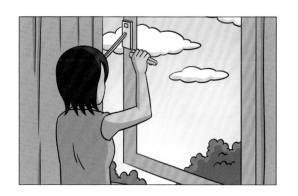

⑤ 窗户打开的最大尺度为 15cm

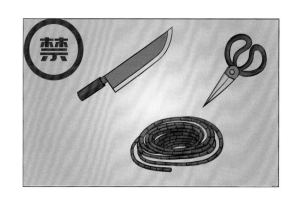

⑥ 房间内应避免放置危险物品，如刀、剪、绳索等

## 85

## 别忍着痛！正确使用芬太尼透皮贴剂

编者：尤渺宁

### 适用场景

罗震在化疗回家后，由于病情的原因，最近觉得腹部疼痛难忍，以至于睡眠和进食都受到了影响。罗震的爱人不忍心看着他忍受疼痛的折磨，向医生求助缓解疼痛的方法，医生告知可以使用一种止痛贴，不过要注意以下这些事项。

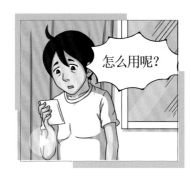

怎么用呢？

### 场景解析

芬太尼是合成的强阿片类药物，止痛强度是吗啡的 70 ～ 100 倍。皮肤渗透率高，且没有皮肤刺激，经皮肤吸收后发挥全身作用，不需要贴于疼痛部位。常贴于胸前，毛发少且无破溃的皮肤表面。

 解决方案

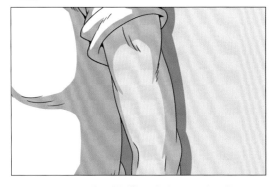

1 选择躯干或上臂平整、无皱褶、未受刺激及未受照射的部位，最好是无毛发或毛发少、不容易出汗的部位

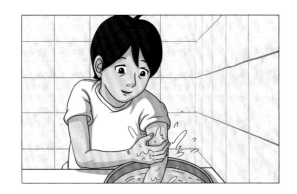

2 使用前可用清水清洗贴敷部位，不能使用肥皂、油剂或其他可能会刺激皮肤或改变皮肤性状的用品，用毛巾擦干皮肤

家庭抗癌行动指导手册

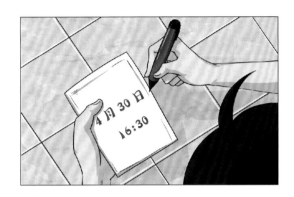

3 贴于皮肤之前应在贴剂背面写上开始使用的时间，以便掌握下次更换贴剂的时间

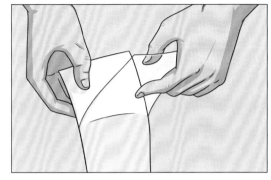

4 先撕去粘贴面的透明保护膜

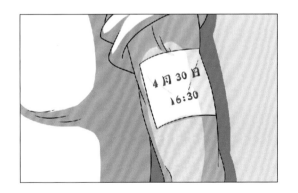

5 将贴片平整地贴于皮肤

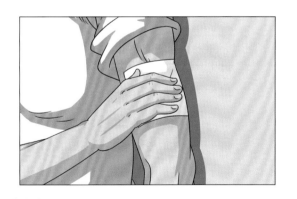

6 贴好后用手掌按压 30 秒，保证止痛贴的药物与皮肤完全接触，特别是边缘要贴实

## 86

## 头发会长出来，在此之前也有办法

编者：刘 洋

### 适用场景

从化疗一开始，珍姐就开始脱发。每天最不开心的就是梳头的时候，尽管小心翼翼，还是觉得头发越来越少了。这让本就爱美的她，心中非常郁闷。珍姐决定，人要美起来，心情也要美起来！

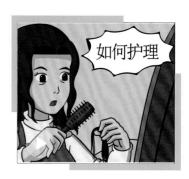

### 场景解析

化疗引起的脱发是可逆的，一旦治疗结束，头发就会重新长出来。一般停药 1～2 个月后可慢慢恢复，6～12 个月可以看到头发完全长回来。

 ### 解决方案

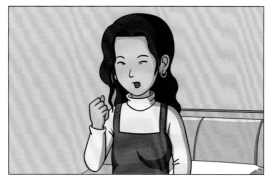

**1** 不要有心理负担，化疗引起的脱发只是暂时的，停止化疗后头发会重新长出来

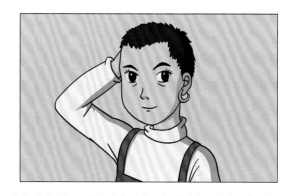

**2** 化疗前，可将长发剪短或剃光

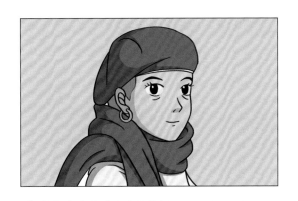

③ 脱发严重时可剃光头，外出时可戴假发或帽子，改善形象

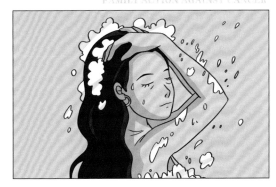

④ 选用温和的洗发水，不要用力搔抓头皮；使用软梳子梳头，避免染发和烫发

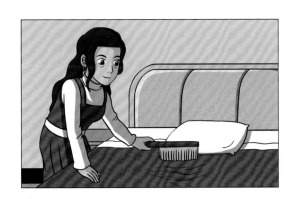

⑤ 卧床休息或睡觉时，可戴一次性帽子或布帽子，以减少满床毛发对心理的刺激

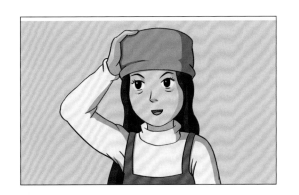

⑥ 部分患者可以在化疗前10分钟戴上冰帽，使头皮冷却，以减少药物到达毛囊

# 87　义乳的选择，美丽舒适我都要

编者：尤渺宁

## 适用场景

珍姐的右乳改良根治术后，切口已完全愈合。她已经准备好像往常一样开始工作了，但每次照镜子时都不自觉地有点自卑。她决定要让自己看起来像原来一样美美的。这不，珍姐经过和病友沟通，准备给自己挑选义乳。

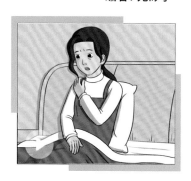

## 场景解析

选择义乳时不仅要注意它的大小，还要根据手术范围以及健康侧乳房的形状和质感，选择合适的尺寸和形状。

 解决方案

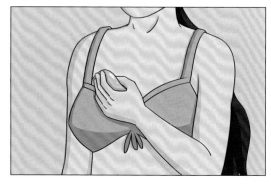

**1** 选择适合的义乳文胸：可将义乳完全套入，也可以维持义乳于正常位置

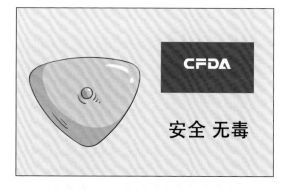

**2** 根据文胸尺寸选择相匹配的义乳；义乳应选择质量过关的产品，确保义乳的硅胶成分不含对人体有害的毒性物质

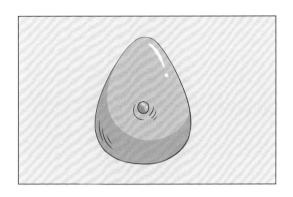

**3** 水滴形：适合乳腺切除，乳房横切和腋下部位做淋巴结清扫根治术的患者

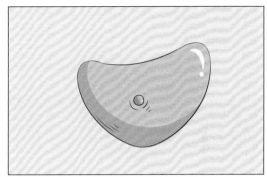

**4** 翼尾形：适合乳房切除至腋下、锁骨部位较多、大面积清除的患者

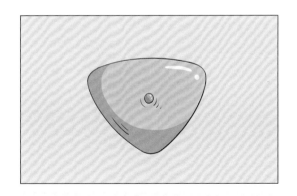

**5** 三角形：适合单纯乳房切除，腋下、淋巴、锁骨部位清除面积少的患者

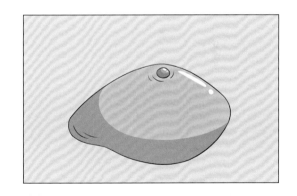

**6** 螺旋形：适合腋下、锁骨处切除较深的患者

# 88 义乳，让它服帖地成为你身体的一部分

编者：尤渺宁

·家庭抗癌行动指导手册·

## 适用场景

珍姐终于买到了自己喜欢的义乳，不过下一个问题又来了。看着说明书，试着一步一步地跟着做，可是穿完照照镜子，效果似乎不太好。难道穿戴义乳也有啥窍门吗？

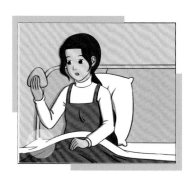

## 场景解析

佩戴义乳不仅可以重新塑造女性的优美曲线，更能减少因不相称姿势而引起的脊柱弯曲，维持身体平衡。除此之外，也可对胸部的手术部位起到保护作用。

 解决方案

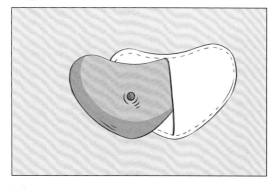

1 将义乳用专用保护罩套好，避免义乳被尖锐物品刺破

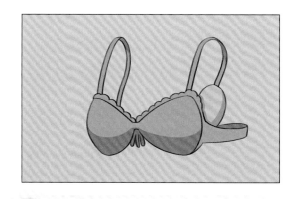

2 将套好的义乳放入文胸内，较长的一侧放在腋下

212

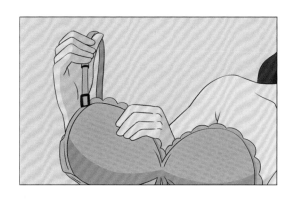

3 以平时正常穿戴文胸方式调节松紧即可

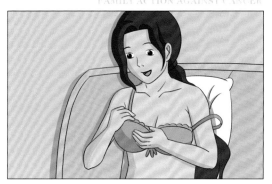

4 在佩戴文胸时，先将没装有义乳的一侧罩杯圈起健侧乳房

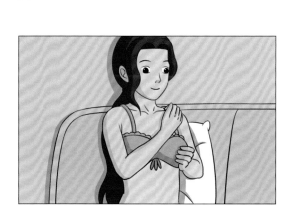

5 再将装有义乳的罩杯与患侧胸壁部位贴合

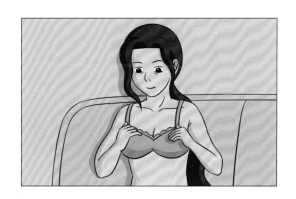

6 佩戴后观察两侧是否对称，如有必要可以进行微调

**一招判断有没有发生乳腺癌术后淋巴水肿**

编者：尤渺宁

## 适用场景

出院前，护士教给了珍姐一套操，说每天做做可以预防淋巴水肿，并且最好买个皮尺，隔天测一下手术侧的臂围，以判断是否发生了患肢淋巴水肿。这不，认真的珍姐一丝不苟地正在测量。

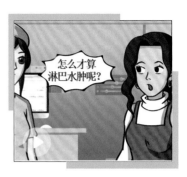

## 场景解析

上肢淋巴水肿是乳腺癌术后常见的并发症。由于腋窝淋巴结清扫后会造成上肢的淋巴回流受阻，因而患肢出现酸胀、麻木、沉重、水肿、疼痛等不适感。早期进行康复训练，可以有效预防此类状况的发生。

 **解决方案**

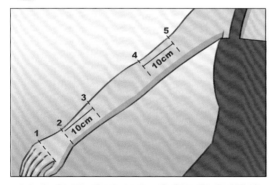

一般要进行多点测量，包括虎口、腕横纹、腕横纹上 10cm、肘横纹、肘横纹上 10cm 这 5 个点，每次测量位置要一致

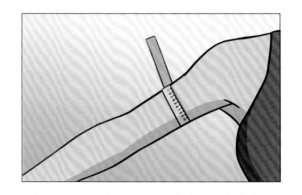

以手臂肘横纹上 10cm 为例，用卷尺测量健侧臂围对应的测量点，作为参考值

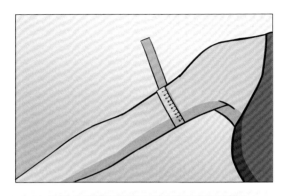

3 0期：患侧与健侧上臂周径无明显差异，但患肢较之前有沉重、乏力、麻木感，休息后症状未见缓解，患肢无明显肿胀

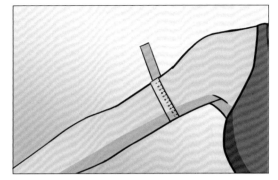

4 1期：患侧凹陷性水肿，抬高肢体时水肿可消退，患肢周径任意一点较健侧增加2～4cm

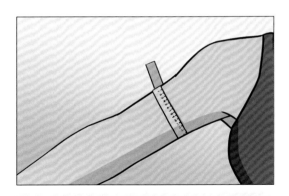

5 2期：侧凹陷性水肿逐渐消失，水肿区域由软变硬，抬高肢体时水肿不会自行消退。患肢周径任意一点较健侧增加4～6cm

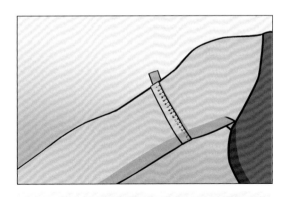

6 3期：患侧明显肿胀、变硬，皮肤增厚，肢体出现巨大褶皱伴象皮肿样改变。患肢周径较健侧增加（任意一点）超过6cm

# 90 卧床期间这样的洗头姿势，超级有爱

编者：常 红

## 适用场景

小宇术后回家两天了，出院前医生告诉他，这两天尽量卧床休养，过几天再适当活动。小宇觉得头皮瘙痒得睡不着觉，妻子上场了，小宇的头皮很舒爽，心里更舒爽。

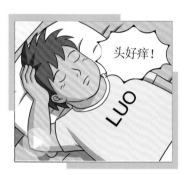

## 场景解析

术后或者长期卧床的患者，卧床洗头既可以清洁头发去除异味、预防感染，又可以维护患者的形象和自尊，方法简单也易操作。

 解决方案

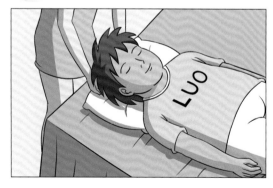

**1** 家属协助患者取斜角仰卧位，上半身斜向床边

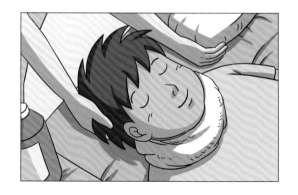

**2** 松开患者的衣领向内翻折，将毛巾围于颈下

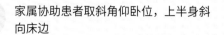

家庭抗癌行动指导手册

216

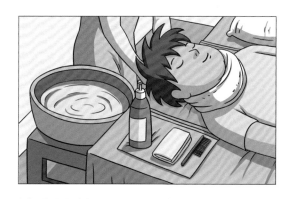

**3** 头下铺一次性护理垫，将洗头盆放置在
患者头部正下方

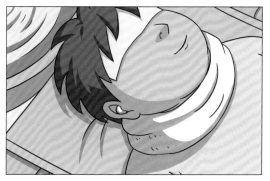

**4** 在患者眼上遮盖纱布，耳内填塞棉球

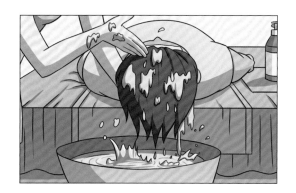

**5** 温水湿润头发，再均匀涂上洗发液，反复
揉搓头发后用温水冲净

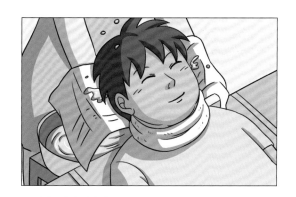

**6** 用毛巾包好头发，取下眼上遮盖的纱布
和耳内填塞的棉球，擦干面部，擦干并
梳理头发

**图书在版编目（ＣＩＰ）数据**

家庭抗癌行动指导手册 / 医平方，张素主编. -- 长沙：
湖南科学技术出版社，2021.8
  ISBN 978-7-5710-1155-0

  Ⅰ．①家… Ⅱ．①医… ②张… Ⅲ．①癌－防治－手册
Ⅳ．①R73-62

  中国版本图书馆 CIP 数据核字(2021)第 159616 号

JIATING KANGAI XINGDONG ZHIDAO SHOUCE

**家庭抗癌行动指导手册**

| | | | |
|---|---|---|---|
| 主　　编：医平方　张　素 | 版　　次：2021 年 8 月第 1 版 |
| 责任编辑：李　忠 | 印　　次：2021 年 8 月第 1 次印刷 |
| 出版发行：湖南科学技术出版社 | 开　　本：787mm×1092mm　1/20 |
| 社　　址：长沙市芙蓉中路一段 416 号泊富国际金融中心 | 印　　张：20 |
| 网　　址：http://www.hnstp.com | 字　　数：170 千字 |
| 邮购联系：0731-84375808 | 书　　号：ISBN 978-7-5710-1155-0 |
| 印　　刷：长沙新湘诚印刷有限公司 | 定　　价：39.50 元 |
| 　　（印装质量问题请直接与本厂联系） | （版权所有·翻印必究） |
| 厂　　址：长沙市开福区伍家岭街道新码头 9 号 | |
| 邮　　编：410008 | |